AF403074

ÉTUDES

SUR LES

INFLAMMATIONS DU TESTICULE,

ET PRINCIPALEMENT

SUR L'ÉPIDIDYMITE ET L'ORCHITE BLENNORRHAGIQUE,

PAR

CH. HARDY,

Docteur en Médecine de la Faculté de Paris,
Interne en Médecine et en Chirurgie des Hôpitaux et Hospices civils de Paris,
Membre de la Société médicale d'Observation,
ex-Interne de l'hôpital des Vénériens (service de M. Ricord).

Mémoire accompagné de deux planches.

PARIS.

ADRIEN DELAHAYE, LIBRAIRE,
place de l'École-de-Médecine, 23.

1860

Paris. — RIGNOUX, Imprimeur de la Faculté de Médecine,
rue Monsieur-le-Prince, 31.

A MON EXCELLENT MAITRE,

LE D^R PH. RICORD,

Commandeur de la Légion d'Honneur,
Membre de l'Académie impériale de Médecine,
Chirurgien de l'hôpital du Midi, etc. etc.

Affection, reconnaissance et respectueux attachement de son élève.

ÉTUDES

SUR LES

INFLAMMATIONS DU TESTICULE,

ET PRINCIPALEMENT

SUR L'ÉPIDIDYMITE ET L'ORCHITE BLENNORRHAGIQUE.

L'inflammation du testicule a reçu différents noms, suivant les opinions diverses professées sur la nature et le siége de la maladie. C'est ainsi qu'on l'a appelée *didymite, épididymite, tumeur vénérienne, engorgement inflammatoire du testicule, testicule blennorrhagique, hernie humorale,* etc. La dénomination la plus généralement acceptée est celle d'orchite. La plupart de ces dénominations ne sont pas rigoureuses, et ont l'inconvénient de donner une idée fausse de la maladie. Il est utile cependant, au point de vue scientifique comme au point de vue pratique, de donner à une maladie un nom qui rapelle son siége, et qui permette de la distinguer des autres affections qui lui ressemblent. De même que pour l'appareil pulmonaire on a décrit sous des noms différents les inflammations des bronches, du tissu propre de l'organe et de la plèvre, de même, pour l'appareil testiculaire, on doit distinguer l'épididymite, l'orchite, la vaginalite. Cette division a déjà soulevé beaucoup d'objections : on a prétendu que les inflammations aiguës n'atteignent que très-rarement un seul élément du testicule, que la glande ne se trouvait pas, ou du moins très-rarement, affectée. Il est vrai qu'on rencontre souvent sur le même sujet une épididymite avec épanchement dans la tunique vaginale, comme on trouve aussi des pneumonies compliquées de pleurésie. Mais dans ces variétés l'épanchement n'est ordinairement qu'un épiphénomène, dont nous étudierons le mécanisme en parlant des inflammations blennorrhagiques.

Il résulte des observations que nous avons faites à l'hôpital du Midi que le siége de l'inflammation testiculaire varie suivant la nature de la cause occasionnelle. Nous avons divisé les tumeurs inflammatoires du testicule en deux classes : 1° tumeurs blennorrhagiques, 2° tumeurs non blennorrhagiques.

Les premières ont pour siége l'épididyme : sur 226 observations l'inflammation a commencé par cet organe et y est restée limitée pendant toute la durée de la maladie ; sur 9 malades seulement, elle s'est propagée jusqu'au tissu de la glande spermatique ; sur un tiers environ des malades, nous avons pu constater de l'épanchement dans la tunique vaginale.

Dans la seconde classe nous trouvons des variétés, suivant que l'inflammation est due : 1° à une lésion de l'urèthre, du col de la vessie ou de la prostate, elles offrent la même marche que les précédentes ; 2° à une cause traumatique, elles portent sur la glande seule (didymite); 3° quelle survient sous l'influence d'une cause générale ou épidémique : ce sont, suivant les cas, des lésions du testicule ou de la tunique vaginale.

Nous avons réuni dans ce travail ces différentes espèces d'inflammations, pour mieux montrer ce qu'elles offrent de particulier; mais nous étudierons surtout les inflammations de nature blennorrhagique, qui sont les plus communes et les plus importantes au point de vue du traitement.

On nous pardonnera d'avoir négligé la partie historique, du reste peu importante ; les auteurs qui se sont occupés du sujet seront cités dans le cours de la description et à propos des opinions qu'ils ont émises. Notre but principal a été de faire un exposé rapide des faits que nous avons observés dans les hôpitaux, et de chercher à résoudre certaines questions relatives aux inflammations blennorrhagiques, qui sont encore jusqu'à présent un sujet de discussion parmi les pathologistes.

PREMIÈRE PARTIE.

DES INFLAMMATIONS BLENNORRHAGIQUES DU TESTICULE.

De l'épididymite.

DÉFINITION. — On désigne sous le nom d'épididymite blennorrhagique l'inflammation de cette partie de l'organe sécréteur du sperme qui fait suite aux canaux spermatiques, et qui forme sur la glande une saillie en forme de cimier de casque. Cette dénomination n'est pas d'origine très-ancienne ; c'est seulement depuis le mémoire que notre maître, M. Ricord, a lu en 1838 à l'Académie de Médecine qu'elle a eu cours dans la science ; depuis cette époque, elle a été bien souvent mise de côté par les auteurs qui se sont occupés des accidents consécutifs de la blennorrhagie.

Cependant on trouve un certain nombre d'ouvrages intéressants qui ont été publiés sous ce titre, et que nous aurons occasion de citer fréquemment : entre autres, le mémoire de M. Gausseil, le livre de Melchior Robert, de M. de Castelneau et de M. le professeur Gosselin.

ANATOMIE PATHOLOGIQUE.

L'épididymite étant par elle-même une maladie sans gravité, ce n'est que très-rarement qu'on a eu l'occasion d'en étudier les lésions anatomiques ; aussi nos connaissances sont-elles très-limitées sur ce point. Les auteurs à qui il a été donné de faire quelques autopsies de ce genre ont signalé des altérations différentes suivant l'époque plus ou moins avancée de la maladie.

Dans les inflammations récentes, on a constamment trouvé l'épididyme augmenté de volume, surtout dans sa portion différentielle; cette augmentation est due à la tuméfaction du conduit épididymaire et à l'infiltration dans le tissu cellulaire qui réunit les circonvolutions de ce conduit d'une matière rougeâtre sanguinolente : l'organe tout entier est plus vasculaire ; le canal déférent est toujours hypertrophié et induré dans toute son étendue. M. Ricord a trouvé les vésicules séminales plus volumineuses, plus injectées et contenant un liquide rougeâtre sanguinolent. Astley Cooper a vu la muqueuse des canaux éjaculateurs plus rouge et plus vasculaire.

La tunique vaginàle est plus ou moins distendue par de la lymphe plastique ou de la matière albumineuse infiltrée de sérosité sanguinolente, qui établit les adhérences molles entre la surface opposée de la membrane. Ces adhérences sont peu résistantes et se déchirent facilement avec le doigt ; la séreuse est pourvue de vaisseaux très-déliés qui se portent dans diverses directions et forment un réseau très-serré. A une période plus avancée, on voit un certain nombre de ces vaisseaux se porter de la surface libre de la tunique vaginale aux fausses membranes qui forment les adhérences.

Du côté du testicule on ne trouve ordinairement pas de lésions. La tunique albuginée est normale, le tissu glandulaire est quelquefois un peu plus vasculaire, mais cet état de congestion est dû plutôt à la gêne de la circulation qu'à l'inflammation proprement dite. Cependant MM. Gosselin et Curling ont observé d'une manière à peu près constante un peu d'augmentation dans le volume de cette glande ; on a signalé encore la dilatation des conduits séminifères et l'infiltration d'un liquide séreux dans le tissu cellulaire qui réunit les lobules. Ces dernières lésions sont rares et appartiennent plutôt à l'épididymite subaiguë. Si l'on examine l'épididyme lorsque la période aiguë a disparu, c'est-à-dire au bout de dix-huit ou vingt jours, on remarque qu'il ne présente plus les mêmes lésions anatomiques que précédemment. Les infiltrations, au lieu d'avoir pour siége le tissu cellulaire, occupent l'épaisseur des parois et la cavité du conduit de l'épididyme.

La matière infiltrée est d'un aspect jaunâtre et de nature plastique; c'est ce produit plastique que Curling considère comme spécial aux inflammations de l'appareil testiculaire, et qui est confondu très-souvent avec la matière tuberculeuse. MM. Gosselin et Robin, qui l'ont examinée au microscope, l'ont trouvée formée de granulations graisseuses, de globules granuleux, d'inflammation et de globules de pus. Le canal déférent présente des lésions analogues, mais les vésicules séminales, au lieu d'être augmentées de volume, subissent au contraire un certain degré d'atrophie, qui devient plus manifeste encore lorsqu'il y a oblitération du conduit excréteur. La prostate est ordinairement normale; quelquefois le lobe qui correspond au côté malade est un peu tuméfié.

Comme on le voit, ces données sont encore très-incomplètes et sont basées sur un nombre d'observations trop limité pour qu'on puisse conclure quelque chose de positif.

Nous avons eu dernièrement l'occasion de faire l'autopsie d'un malade mort de fièvre putride pendant le cours d'une épididymite blennorrhagique. L'inflammation datait de cinq semaines ; l'écoulement uréthral avait presque complétement disparu ; la tumeur avait présenté au début les signes d'une inflammation vive avec épanchement dans la tunique vaginale et induration de tous les éléments du cordon testiculaire (*variété que nous appellerons funiculaire*). Lorsque les accidents généraux se sont déclarés, les symptômes du côté des organes génitaux ont diminué, et lorsque le malade a succombé il ne restait plus qu'une induration de l'épididyme et du cordon sans trace d'épanchement.

Nous avons examiné avec soin tout l'appareil génito-urinaire : l'urèthre dans toute sa longueur était injecté, mais principalement au niveau de la fosse naviculaire, où la muqueuse présentait une coloration lie de vin, et dans la région prostatique, où elle était très-vasculaire et couverte de granulations blanchâtres analogues à celles que l'on observe sur la conjonctive dans les ophthalmies catarrhales. Ces granulations, qui n'ont encore été signalées par aucun auteur, nous paraissent être une preuve de la persistance de l'inflammation dans ce point. Le col de la vessie était très-injecté, et la muqueuse qui revêt le bas-fond de cet organe excessivement rouge et tuméfiée. Les orifices des canaux éjaculateurs étaient très-faciles à voir et presque béants ; on en faisait sortir un liquide sanguinolent en pressant un peu la prostrate et la vésicule séminale gauche. Le canal éjaculateur du même côté était plus dilaté et plus injecté ; la vésicule séminale, plus volumineuse que celle du côté opposé, était aussi plus dure. Le canal déférent gauche adhérait aux éléments du cordon et présentait un volume double de celui du côté sain ; il était plus dur ; ses parois épaissies avaient un aspect blanchâtre, lardacé, sans aucune trace de vascularisation. La queue de l'épididyme offrait le volume d'une noisette ; elle était très-adhérente à la tunique vaginale ; à la coupe, nous avons trouvé que le tissu cellulaire qui réunit les circonvolutions était induré et infiltré de matière blanchâtre analogue à la lymphe plastique. Le canal de l'épididyme avait subi les mêmes altérations que le canal déférent. Ses parois étaient épaisses et offraient un aspect lardacé. On trouvait çà et là quelques points de la matière jaune indiquée par Curling et M. Gosselin. Mais nous avons pu nous assurer, par une dissection attentive, que ce produit occupait bien réellement le tissu cellulaire, et non pas l'intérieur du conduit épididymaire ou les parois de ce conduit. Nous avons essayé d'injecter l'épididyme par le canal déférent sans pouvoir y parvenir. Le reste de l'épididyme était sain, quoiqu'un peu plus vasculaire que celui du côté opposé. Le testicule n'offrait pas trace d'altérations ; mais la tunique vaginale avait contracté des adhérences avec la tunique albuginée dans presque toute son étendue, de sorte que sa cavité avait complétement disparu.

L'étude de ces lésions anatomiques nous conduit tout naturellement à rechercher de quelle manière l'inflammation se manifeste dans l'épididyme.

PATHOGÉNIE.

Trois théories se trouvent en présence encore aujourd'hui pour expliquer le développement de cette maladie; toutes les trois sont susceptibles d'être soutenues par le raisonnement et par des faits cliniques.

La plupart des anciens auteurs, et Bromfield entre autres, admettaient la métastase, c'est-à-dire le transport brusque de la matière virulente de l'urèthre sur le testicule. Cette opinion a trouvé de nos jours un zélé défenseur dans Vidal, mais avec quelques restrictions. Suivant lui, ce ne serait pas la matière virulente qui se jetterait sur l'épididyme, mais bien la cause blennorrhagique qui exercerait son influence sur cet organe. A l'appui de sa manière de voir Vidal invoque les cas d'arthrite blennorrhagique, où l'on ne peut certainement pas dire que l'inflammation s'est transmise de proche en proche. Mais la comparaison de l'arthrite avec l'épididymite nous semble mal choisie. Les conditions anatomiques sont, en effet, bien différentes dans les deux cas. L'épididyme se trouve en communication directe avec la muqueuse uréthrale par l'intermédiaire du canal déférent, et il n'est nullement nécessaire d'invoquer, comme pour l'arthrite, l'influence métastatique pour expliquer le développement de l'inflammation. Du reste, la nature blennorrhagique des inflammations articulaires est encore loin d'être admise par tous les pathologistes. Beaucoup d'entre eux ne voient dans cette maladie qu'une simple coïncidence du rhumatisme articulaire avec la blennorrhagie. D'un autre côté, on peut admettre avec beaucoup de raison que chez les sujets prédisposés au rhumatisme la blennorrhagie est une cause excitante. M. Ricord a observé, en effet, certains malades qui avaient été affectés autrefois de rhumatismes articulaires aigus, et qui étaient pris d'arthrite à chaque blennorrhagie.

La théorie de la métastase dans l'épididymite blennorrhagique paraît dénuée de fondement quand on considère avec quelle facilité

l'inflammation se propage d'une partie à une autre le long d'une
surface membraneuse non interrompue, et avec quelle rapidité peut
s'opérer ce transport sans que l'inflammation reste fixée assez longtemps sur un des points du trajet pour y laisser des traces évidentes
de son passage. Un des grands arguments des partisans de la métastase, c'est la disparition de la douleur et la disparition de l'écoulement à l'époque du développement de l'inflammation testiculaire,
et la réapparition de ces accidents après la cessation de l'épididymite. Déjà Hunter avait fait remarquer que, bien qu'un état morbide
de l'urèthre soit la cause éloignée de l'épididymite, l'on ne pouvait
cependant jamais dire si la cessation de cet état morbide était la
cause du gonflement des testicules ou s'il en était l'effet. Il est certain que ce n'est jamais à la suite de la suppression brusque de
l'écoulement que l'épididymite apparaît ; mais, s'il est vrai qu'elle se
développe rarement pendant la période très-aiguë de l'uréthrite,
d'ordinaire, ce n'est qu'après son arrivée, et lorsqu'elle a pris un certain accroissement, que l'écoulement commence à diminuer, sans
toutefois cesser complétement. La suppression complète n'a lieu que
dans les cas où l'épididymite survient à une époque où la blennorrhagie était à son déclin. On sait, du reste, que la persistance de
l'écoulement, à l'époque de l'apparition de l'épididymite, est considérée comme un des signes les plus importants du diagnostic.

De toutes ces considérations il résulte pour nous que le développement de l'inflammation dans l'épididyme donne lieu à des phénomènes de révulsion sur l'urèthre, et qu'il n'y a pas de métastase de
l'écoulement blennorrhagique vers le conduit spermatique.

La seconde théorie, dont un grand nombre de praticiens se sont
faits les défenseurs, est celle dans laquelle on considère l'épididymite comme une inflammation produite par une irritation sympathique, c'est-à-dire sans altération de tissu appréciable entre l'urèthre et la partie du testicule affecté. Elle est certainement plus
soutenable que la précédente et se trouve appuyée sur un plus

grand nombre de faits. Il est, en effet, plus commun de voir un seul côté être affecté que les deux l'un après l'autre ou à la fois, et lorsque la maladie passe brusquement d'un côté à l'autre, ce que M. Ricord appelle l'*épididymite à bascule*, il arrive assez souvent qu'au moment où l'inflammation gagne l'épididyme du côté opposé, le premier revienne à l'état normal ; c'est le contraire dans l'épididymite double : les deux cordons se trouvent engorgés d'un seul coup et les deux inflammations marchent parallèlement. On trouve, du reste, dans certaines inflammations glandulaires, des exemples analogues non moins concluants. Ne voyons-nous pas en effet tous les jours la sécrétion des glandes salivaires être augmentée par suite d'une simple irritation de l'extrémité du canal excréteur ? les ganglions lymphatiques de l'aine se tuméfier et même suppurer à la suite d'une écorchure légère des orteils, sans qu'on observe aucune trace d'inflammation sur les lymphatiques intermédiaires ? L'adénopathie inguinale, dans le chancre de la verge, ne survient-elle pas de la même manière ? Enfin les foyers purulents que nous voyons se former çà et là dans l'angioleucite, sans traînées intermédiaires, ne sont-ils pas encore des exemples d'inflammation par sympathie ? Pourquoi donc n'admettrait-on pas que l'épididymite blennorrhagique puisse parfois se développer sous l'influence de cette même cause ? Les conditions ne sont-elles pas plus favorables, puisque la blennorrhagie occupe la portion prostatique de l'urèthre, et que les orifices des conduits éjaculateurs se trouvent sans cesse en contact avec les produits de l'inflammation ? Enfin ici nous n'avons pas affaire à une inflammation simple, mais bien à une inflammation de nature virulente, qui sécrète un pus irritant, dont le transport sur une muqueuse quelconque déterminera des phénomènes inflammatoires des plus violents.

On a prétendu, il est vrai, que l'inflammation peut se propager de proche en proche sans amener la tuméfaction du canal déférent. M. Velpeau a même avancé que des parcelles irritantes peuvent remonter vers l'épididyme sans laisser de traces de leur passage dans le conduit excréteur du sperme. Ce sont là des objections qu'il ne nous appartient pas de réfuter, et, quelle que soit leur valeur, nous constatons un fait ; c'est que l'on trouve des malades chez lesquels l'inflammation épididymaire est très-intense, sans que pour cela aucun symptôme puisse faire supposer qu'il y ait eu propagation : témoin l'observation qui suit.

Épididymite sympathique du côté gauche. — C..... (Jean), âgé de 18 ans, garçon couvreur, d'un tempérament lymphatique, d'une constitution chétive, est entré, le 30 mars 1860, salle 3, n° 13, dans le service de M. Ricord. Ce jeune homme a contracté un écoulement uréthral il y a deux mois. C'est la première fois qu'il éprouve cet accident, et il n'a jamais eu aucune affection testiculaire. La blennorrhagie a été très-intense au début et s'est accompagnée de douleurs très-vives qui sont restées limitées à la région pénienne. Il y a trois semaines, à la suite d'excès de boissons, il a été pris d'envies fréquentes d'uriner, de douleurs au périnée et de pesanteur du côté du testicule gauche. Jusqu'alors il avait négligé de porter un suspensoir ; le lendemain le testicule était plus volumineux, dur et douloureux. Il s'est présenté à l'hôpital, et nous avons constaté les lésions suivantes. L'organe a le volume d'un gros œuf de poule ; le scrotum est un peu infiltré, sans changement de couleur, mobile sur le testicule, très-douloureux au toucher ; on peut constater par la palpation que l'épididyme est tuméfié vers sa partie supérieure et qu'il est le siége de la plus grande douleur, que le testicule a son volume, sa consistance et sa sensibilité normale ; le cordon est souple, non douloureux ; le canal déférent n'est pas augmenté de volume ; il n'est ni dur ni douloureux ; comparé à celui du côté opposé, on ne constate pas de différence.

Ce malade a été traité par le repos, les cataplasmes émollients et les purgatifs. La maladie a duré dix-sept jours, et nous n'avons trouvé aucune période d'altération du canal déférent.

La troisième théorie dont nous avons à parler est la théorie de l'extension. C'est celle qui est la plus généralement admise et la mieux démontrée pour l'épididymite blennorrhagique. Elle compte pour partisans deux hommes célèbres dans la science : M. Velpeau et notre savant maître Ricord. D'après cette doctrine, l'inflammation arrive à l'épididyme en se propageant successivement au canal éjaculateur, à la vésicule séminale et au canal déférent.

Déjà sir Astley Cooper avait publié une observation tout à fait en faveur de cette théorie et qui semble en être la consécration la plus manifeste. « En disséquant l'urèthre d'un supplicié, nous dit-il, outre les signes de l'inflammation la plus violente, dans les trois premiers pouces du canal, je remarquai que cette inflammation s'étendait aussi à sa portion membraneuse, où du sang était extravasé sous la muqueuse. Le verumontanum y participait ainsi que les canaux éjaculateurs. »

De notre côté, nous avons eu occasion d'examiner un très-grand nombre de malades à l'hôpital du Midi, et chez tous nous avons trouvé le canal déférent plus dur, plus volumineux que dans l'état normal. Dans quelques cas où ce canal ne paraissait pas avoir subi d'altérations, il nous a suffi de le comparer à celui du côté opposé pour constater un changement dans son volume et dans sa consistance. Plusieurs fois nous avons remarqué que, dans les cas où l'hypertrophie n'était pas appréciable, il existait de la douleur à la pression. Enfin, la plupart des malades que nous avons interrogés avec soin nous ont assuré qu'ils avaient ressenti les premières douleurs profondément en arrière de la vessie, et qu'elles s'étaient propagées de là suivant le trajet du canal inguinal. Ces sortes de renseignements, nous le savons, sont loin d'avoir une importance de première ordre, fournis comme ils le sont le plus souvent par des sujets peu intelligents ; nous croyons néanmoins qu'ils doivent être pris en considération.

En somme, il résulte de ce que nous venons de dire sur la pathogénie de l'épididymite :

1° Que la propagation de l'inflammation de l'urèthre vers l'épididyme, par les canaux éjaculateurs et déférent, est la règle générale;

2° Que dans certains cas exceptionnels on ne peut expliquer les symptômes que par l'irritation qui a lieu à l'extrémité du conduit excréteur ou par sympathie;

3° Que la théorie de la métastase ne doit pas être invoquée pour l'épididymite blennorrhagique, même avec la restriction apportée par Vidal.

Nous verrons plus loin cependant que cette théorie est seule applicable pour expliquer les orchites qui se développent sous l'influence d'une cause générale ou épidémique, dans l'oreillon ou la fièvre typhoïde, par exemple.

DIVISIONS ET VARIÉTÉS.

L'inflammation de l'épididyme présente une certain nombre de variétés qu'il est important de connaître au point de vue du pronostic et du traitement. Le plus ordinairement, elle ne s'accompagne d'aucune réaction générale et reste localisée aux organes génitaux; quelquefois au contraire il y a de la fièvre, de l'inappétence, de la soif, etc. Tantôt elle débute avec des symptômes locaux très-aigus, de la rougeur, de la tuméfaction et des douleurs très-vives : ailleurs, elle se manifeste lentement, sourdement, presque sans douleurs. Dans bon nombre de cas, lorsqu'elle se propage par le canal déférent, elle reste limitée à une partie plus ou moins considérable de l'organe, ce qui a motivé la division de cette maladie en épididymite de la queue, du corps et de tout l'épididyme. Quelquefois, mais bien plus rarement que ne l'a prétendu Rochoux, elle s'accompagne d'un épanchement de sérosité dans la tunique vaginale. Cet épanchement est toujours consécutif à la lésion de l'épididyme, et doit être considéré comme un épiphénomène de l'inflammation. Il est dû à une perversion de la sécrétion de la membrane séreuse par suite de la compression des vaisseaux spermatiques. Lorsqu'il existe, il constitue l'*hydro-épididymite*. Quelle que soit la quantité de l'épanchement et l'époque de son apparition, il n'offre presque jamais, du moins dans l'épididymite blennorrhagique, les caractères d'un épanchement vraiment inflammatoire : la sérosité qui le compose est toujours limpide, citrine et rarement sanguinolente. Dans quelques cas cependant M. Ricord a observé une véritable inflammation de la séreuse s'accompagnant de symptômes généraux graves, comparables à ceux de l'étranglement herniaire ; c'est ce qu'il a appelé la *péritonite testiculaire,* dénomination très-juste et qui trouve son explication dans les lésions pathologiques.

La tunique vaginale n'est en effet qu'un prolongement du péritoine qui s'est séparé de la grande séreuse à l'époque de la descente du testicule dans les bourses, et qui a même conservé les mêmes caractères anatomiques et les mêmes conditions physiologiques.

Comme le péritoine, la séreuse testiculaire est susceptible de s'enflammer et de fournir une sérosité purulente dans laquelle s'organisent des fausses membranes ; mais, je le répète, ces lésions sont tout à fait exceptionnelles dans l'épididymite blennorrhagique.

Du côté du cordon testiculaire, on trouve aussi quelques modifications anatomiques qui ne sont pas signalées par les auteurs d'une manière spéciale, et sur lesquelles nous désirons attirer l'attention de nos lecteurs, parce qu'elles nous ont paru coïncider d'une manière à peu près constante avec certains symptômes de l'épididymite.

Lorsque l'inflammation blennorrhagique arrive à l'épididyme par voie d'extension, le canal déférent présente toujours une augmentation de volume, due au gonflement de ses parois et sujette à de nombreuses variétés ; tantôt son gonflement est à peine marqué et ne peut être apprécié que par comparaison avec celui du côté opposé ; d'autres fois, il est devenu assez considérable pour égaler le volume d'un crayon et être suivi à travers les téguments jusque dans le canal inguinal. Dans un certain nombre de cas, le canal déférent participe seul à l'inflammation et peut être parfaitement isolé des autres éléments du cordon restés sains : c'est l'*épididymite déférentielle.*

D'autres fois, le tissu cellulaire est infiltré, et le canal déférent se trouve confondu avec tous les autres éléments du cordon pour former un cordon unique dur et du volume du pouce : c'est l'*épididymite funiculaire*. Dans une troisième variété, les éléments du cordon et le canal déférent s'enflamment séparément et restent isolés : c'est l'épididymite *vasculo-déférentielle*.

Enfin il est un certain nombre d'épididymites blennorrhagiques dans lesquelles on ne trouve absolument aucune modification des éléments du cordon ; c'est à celles-là que nous donnerons le nom d'*épididymites symptomatiques*.

Ces diverses lésions ne sont pas des degrés différents de l'inflammation ; elles existent dès le début de l'épididymite avec les caractères que je viens d'indiquer, et les conservent jusqu'à la résolution complète des symptômes.

Comme on le voit, les inflammations de l'épididyme présentent un certain nombre de variétés, suivant la marche, l'étendue, les symptômes et les lésions du cordon. Nous pouvons les résumer toutes dans le tableau suivant :

1° Épididymites
  à marche aiguë
    avec fièvre.
    sans fièvre.
  à marche subaiguë.

2° Épididymites simples
3° Hydro-épididymites
  déférentielles.
  vasculo-déférentielles.
  funiculaires.
  sympathiques.

L'épididymite blennorrhagique n'affecte jamais la forme chronique ; elle se termine quelquefois par une induration de la queue, qui persiste un temps plus ou moins long, mais sans trace d'inflammation.

SYMPTÔMES.

L'épididymite survient rarement d'emblée ; le plus souvent elle est précédée de prodromes, que l'on peut diviser en deux classes :

les uns, qui appartiennent à la blennorrhagie ; les autres, qui annoncent que l'inflammation a déjà gagné le canal éjaculateur et va se propager vers l'épididyme.

Lorsque la blennorrhagie est passée à l'état subaigu et s'est étendue à la région prostatique de l'urèthre, l'écoulement, qui était alors très-abondant, diminue ; les douleurs sont aussi plus modérées, les érections moins douloureuses, mais plus fréquentes, peut-être à cause de l'irritation qui existe à l'extrémité des conduits éjaculateurs: alors la maladie reste stationnaire ou disparaît. Mais, si une cause excitante quelconque vient ramener l'inflammation à l'état aigu, on observe des phénomènes nouveaux, savoir : des envies très-fréquentes d'uriner, du ténesme, des épreintes, une douleur vive au périnée, en arrière du bulbe ; des douleurs le long du cordon et dans la région lombaire ; des pertes séminales, etc. Ces symptômes sont les avant-coureurs de l'inflammation testiculaire. Au bout de quelques heures, les douleurs du cordon s'exaspèrent et se concentrent vers l'anneau inguinal, et le testicule devient douloureux au toucher. Cette douleur, légère au début, finit par être insupportable lorsque le malade marche ou se tient debout ; elle peut se propager de l'aine à la partie interne des cuisses ou du côté des lombes: en même temps, il se manifeste une augmentation de chaleur à la peau ; quelquefois du frisson, de la fièvre et des vomissements.

La durée de ces divers prodromes est très-variable ; ils peuvent même manquer complétement.

Dans l'épididymite que nous avons appelée *funiculaire,* les symptômes de cystite et les douleurs périnéales dominent. Dans l'épididymite *déférentielle,* les douleurs se localisent, principalement vers l'anneau inguinal et du côté des bourses ; quelquefois elles se propagent à la partie interne de la cuisse correspondante. Enfin, dans l'*épididymite vasculaire et déférentielle,* on observe d'une manière à peu près constante les douleurs prodromiques du côté du canal inguinal et dans les lombes ; quelquefois la cystite existe aussi, mais beaucoup plus rarement que dans l'épididymite funiculaire. Les frissons, la fièvre, l'inappétence, les vomissements, se remarquent indifféremment dans l'une et l'autre variété. En général, on peut dire que les symptômes généraux sont rares dans l'inflammation de l'épididyme, et qu'ils ne sont nullement en rapport avec l'intensité de l'inflammation, la rapidité de son développement et la nature de la cause déterminante.

Quelle que soit la variété de l'épididymite, la douleur est un symptôme constant, plus ou moins marqué suivant les sujets, mais qui persiste pendant toute la période aiguë. Cette douleur a son maximum d'intensité en arrière et en bas de la tumeur, c'est-à-dire dans le point qui correspond à la queue de l'épididyme ; elle est beaucoup moindre et presque nulle au niveau du point où se trouve le testicule. D'autant plus vive que le gonflement est plus considérable, elle acquiert dans certains cas un tel degré d'acuité, qu'elle arrache des cris aux malades les plus courageux ; elle s'exaspère par la pression et aux moindres mouvements. En explorant la tumeur avec soin, on trouve souvent un peu d'épanchement dans la tunique vaginale.

La tuméfaction est le symptôme qui succède à la douleur ; on peut le considérer comme un signe constant, mais qui varie beaucoup, suivant la marche de l'épididymite. Si l'inflammation est tout à coup portée à son maximum d'intensité, la tuméfaction devient considérable, ce qu'on doit attribuer à la fois au gonflement de l'épididyme et à l'épanchement de sérosité ; dans certains cas, elle est encore augmentée par l'œdème du scrotum.

Si les phénomènes inflammatoires suivent une marche subaiguë, la tuméfaction est moins considérable et porte sur une portion de l'épididyme seulement, ordinairement sur la queue. Le scrotum est rarement infiltré, et l'épanchement dans la séreuse testiculaire ne se fait en général qu'à une époque déjà éloignée du début (15 à 18 jours).

Comme on le voit, le volume de l'épididyme est subordonné au

4

degré de l'inflammation ; il peut acquérir la grosseur d'un œuf ou du poing d'un adulte.

La tumeur, à première vue, est ovoïde, et conserve la forme des bourses, mais, en la palpant, on constate qu'elle est irrégulière, bosselée, d'une consistance pâteuse, quelquefois dure et tendue, lorsqu'il y a épanchement dans la tunique vaginale ; elle est aplatie transversalement et plus développée en arrière et en bas. Le toucher permet de reconnaître qu'elle est formée par deux portions distinctes : en arrière, par l'épididyme augmenté de volume, et dont la queue est toujours la portion la plus volumineuse ; en avant, par le testicule qui a conservé sa forme et sa consistance. Il n'y a d'exception à cet égard que pour les cas d'épididymites très-considérables, où la tunique albuginée est fortement tendue par la traction et par la compression que l'épididyme exerce à mesure qu'il augmente de volume. Le testicule, comme nous venons de le dire, conserve sa forme et sa consistance ; l'épididyme, au contraire, prend la forme d'une masse irrégulière, bosselée, excavée en avant pour recevoir le testicule, autour duquel il fait une espèce de relief. Cependant, dans les cas où l'épanchement de sérosité est un peu considérable, le discernement n'est plus si facile, et l'on pourrait croire, comme l'ont fait quèlques auteurs qui on traité de l'orchite, qu'il y a tuméfaction de la glande. On ne tombera jamais dans cette erreur en ayant soin de rechercher la transparence et de donner issue à la sérosité.

Dans l'épididymite, le canal déférent est augmenté de volume, mais à un degré très-variable suivant les cas. Quelquefois il forme un cordon dur, fusiforme, ayant le volume d'une plume à écrire, qui fait suite à la queue de l'épididyme : on peut le sentir à travers la peau et suivre son trajet jusque dans le canal inguinal. D'autres fois, cette hypertrophie est moins marquée et ne saurait être reconnue qu'en faisant la comparaison des deux canaux déférents entre eux, Enfin, il y a des épididymites dans lesquelles le canal déférent n'a pas subi de modifications appréciables. Nous leur avons donné le nom d'*épididymites sympathiques*.

On prétend généralement que l'écoulement uréthral cesse lorsque l'épididyme s'enflamme ; de là la dénomination de *chaude-pisse tombée dans les bourses*, donnée à cette maladie par le vulgaire. Nous ne pouvons nous dispenser de relever cette erreur, et d'en donner l'explication.

Si, à l'époque où l'épididymite fait son apparition, l'écoulement est en général peu abondant, cela tient uniquement à l'ancienneté de la maladie, et non à l'apparition de l'inflammation testiculaire. Chez tous les malades, l'écoulement blennorrhagique persiste à un degré plus ou moins marqué ; il est vrai que, si l'inflammation épididymaire est très-vive, elle agit sur la muqueuse uréthrale à la manière des révulsifs et peut, dans certains cas, suspendre momentanément l'écoulement. Mais cette révulsion est de courte durée ; car, aussitôt les symptômes les plus aigus dissipés, l'écoulement reparaît. On ne peut donc pas, par conséquent, s'appuyer sur ce phénomène pour soutenir la théorie de la métastase.

D'un autre côté, on a constaté que l'inflammation ne se propageait à l'épididyme qu'à la fin de la blennorrhagie, le plus communément du vingt-septième au trente-cinquième jour. Parfois même, lorsque l'épididymite débute, l'écoulement de l'urèthre est supprimé, ou il ne reste plus qu'une légère douleur au col vésical accompagnée d'un léger suintement. Il est très-rare que l'épididymite apparaisse dans les dix premiers jours de l'inflammation uréthrale, et, à part quelques cas où les deux testicules se prennent simultanément, ils sont presque toujours envahis isolément, quelquefois l'un après l'autre et à quelques jours d'intervalles, de sorte que l'inflammation semble ne quitter l'un que pour se porter immédiatement sur l'autre ; c'est à cette dernière espèce d'épididymite que M. Ricord a donné le nom d'*épididymite à bascule*. Au contraire, lorsque les deux épididymes s'enflamment simultanément, les deux tumeurs offrent en général la même variété ; elles sont ou *funiculaires* ou *déférentielles* et suivent la même marche.

Quand on a affaire à une hydro-épididymite, outre les symptômes que nous venons le décrire, on en observe d'autres qui sont dus à la présence d'un liquide dans la tunique vaginale. Si l'épanchement s'est fait très-rapidement, la tumeur est en général peu volumineuse, lisse, tendue et excessivement douloureuse. Sa forme est régulièrement ovoïde, et, malgré la plus grande attention, on a beaucoup de peine à distinguer l'épididyme des autres parties constituantes. Dans ces cas, il y a peu ou pas d'œdème du scrotum ; la transparence est évidente, la fluctuation au contraire est à peine appréciable.

Si l'hydrocèle est survenue lentement et après la disparition de la période aiguë, on trouve d'ordinaire le scrotum plus ou moins infiltré ; la tumeur est plus volumineuse, plus molle, fluctuante et peu douloureuse ; quand on la soulève et qu'on la laisse retomber, elle oscille transversalement, et l'on peut quelquefois par ce moyen reconnaître la présence du liquide contenu dans son intérieur. Quant à la transparence, elle est moins manifeste ; mais la fluctuation peut être perçue par des pressions convenablement faites. La percussion donne aussi quelquefois lieu à un phénomène assez curieux, semblable à celui que l'on observe dans les abcès froids, et qu'on appelle *flot de liquide*. Il est dû au déplacement brusque de la sérosité. Dans cette variété d'épididymite, la palpation à travers le liquide permet le plus ordinairement de se rendre compte de l'état des diverses parties de l'appareil testiculaire.

L'inflammation de l'épididyme reste presque constamment une affection locale qui n'amène que très-rarement des troubles fonctionnels. Les frissons et la fièvre, que nous avons fait figurer parmi les prodromes, s'observent très-rarement dans la période d'état de la maladie ; il en est de même de l'inappétence, des hoquets, des vomissements. Quelques auteurs ont prétendu qu'elle donnait lieu à des convulsions ainsi qu'à des symptômes analogues à ceux que l'on observe dans les étranglements herniaires et dans la péritonite.

Quant à nous, nous n'avons jamais eu occasion de les observer, et nous croyons qu'ils ne doivent se manifester que dans les cas exceptionnels, par exemple, lorsque l'épididymite survient chez les individus qui ont le testicule arrêté dans le canal inguinal. M. Ricord a observé plusieurs fois ces accidents, et toujours il les a vus coïncider avec une inflammation violente de la tunique vaginale.

Les troubles fonctionnels les plus fréquents sont la constipation et la difficulté de l'émission des urines ; mais ils appartiennent plutôt à l'inflammation de la prostate des vésicules séminales ou du col vésical, qu'à l'inflammation de l'épididyme. Les fonctions du testicule ne sont pas tout à fait suspendues pendant l'épididymite. Chez quelques malades, les désirs vénériens sont excités, et on observe des émissions involontaires de sperme plus ou moins sanguinolent et mêlé de pus.

CAUSES.

De tout ce que nous avons dit, on est forcé de conclure que la blennorrhagie est la cause essentielle de l'épididymite, et qu'à elle seule elle peut suffire pour expliquer les accidents inflammatoires de l'appareil testiculaire. Mais toutes les blennorrhagies ne se compliquent pas d'épididymite ; on peut même dire que cette inflammation n'est pas l'accident le plus fréquent de l'écoulement uréthral, puisque nous avons démontré qu'on ne l'observait seulement que sur un dixième des malades. Il nous reste donc à rechercher les raisons qui font que certaines blennorrhagies s'accompagnent d'inflammation testiculaire et que d'autres en sont exemptes. En un mot, ce sont les causes excitantes ou occasionnelles qui me restent à faire connaître, puisque la blennorrhagie n'est, dans l'immense majorité des cas, qu'une cause prédisposante.

Mais, avant d'énumérer ces causes et de discuter leur importance relative, il est nécessaire d'entrer dans quelques détails sur l'époque d'apparition de l'épididymite. Nous avons déjà dit que l'inflammation testiculaire était rare au début de la blennorrhagie ; qu'en général c'était vers la troisième semaine, à partir des premiers symptômes uréthraux, qu'elle se manifestait. Il n'y a rien de fixe à cet égard. La seule condition nécessaire, c'est que l'inflammation blennorrhagique ait atteint la région prostatique de l'urèthre. Or il est démontré que l'uréthrite a pour point de départ l'extrémité antérieure de l'urèthre, la fosse naviculaire ; que cette inflammation reste pendant quelques jours localisée, puis remonte peu à peu vers la région membraneuse et arrive après un certain temps dans la région prostatique. Cette progression d'avant en arrière de l'inflammation peut avoir lieu d'une manière plus ou moins rapide, suivant les sujets. Quelquefois elle parcourt toutes ses périodes et gagne le col de la vessie en quelques jours ; d'autres fois elle reste limitée à la région spongieuse ou aux deux premières portions de l'urèthre. On comprend dès lors que l'épididymite, qui n'est autre chose que l'extension de l'inflammation uréthrale par ses canaux éjaculateurs et déférents, doit se manifester à une époque très-variable du début de la maladie, et on s'explique facilement pourquoi elle manque dans un grand nombre de cas. Il arrive enfin assez souvent que l'écoulement uréthral ayant presque entièrement cessé depuis dix ou quinze jours, les malades ne conservant qu'un léger suintement avec une douleur légère au col de la vessie pendant l'émission de l'urine, on voit survenir une épididymite *funiculaire*. Chez ceux-là, il est probable que les symptômes aigus de la blennorrhagie n'avaient occupé que les régions spongieuses et membraneuses et que l'inflammation était restée à l'état subaigu dans la région prostatique ; or, comme cette dernière portion de l'urèthre est moins accessible aux moyens thérapeutiques, l'inflammation s'y maintient encore après la guérison des portions antérieures, et, lorsque le malade, trompé par la bénignité apparente des symptômes, reprend son régime de vie habituel, ou se livre à des excès ; l'inflammation se réveille et pénètre immédiatement dans les conduits éjaculateurs.

L'apparition de l'épididymite dépend donc de la marche de la blennorrhagie et de la rapidité avec laquelle l'inflammation arrive dans la région prostatique. Cependant, comme la blennorrhagie suit ses diverses périodes dans l'espace de cinq ou six semaines, c'est en général vers le vingtième jour qu'on observe les douleurs périnéales, les envies fréquentes d'uriner, etc., signes qui annoncent que l'inflammation a gagné la prostate, et qui doivent faire redouter l'apparition d'une épididymite.

Quelques auteurs ont cherché à expliquer l'apparition précoce de l'épididymite, en admettant que la blennorrhagie peut débuter d'emblée par la région prostatique : cette explication nous paraît peu en rapport avec les faits que nous avons observés. Jamais nous n'avons vu l'épididymite se déclarer avant le sixième jour de l'apparition de l'écoulement ; et, si l'on tient compte du peu d'attention que font les malades, dans les premiers jours qui suivent un coït suspect, et du peu d'importance qu'ils attachent à un suintement léger et presque sans douleur au début, on arrive à trouver que l'écoulement date au moins de dix jours, lorsque le malade n'en accuse que cinq; or c'est plus de temps qu'il n'en faut à l'inflammation pour gagner la région prostatique et les conduits éjaculateurs. Nous ne voulons pas dire cependant que toutes les blennorrhagies qui ont envahi la prostate se propagent nécessairement à l'épididyme ; mais nous croyons que, cette condition favorable existant, le concours d'une cause excitante, même légère, suffit alors pour la faire éclater.

Causes déterminantes.

Les causes déterminantes sont excessivement nombreuses, et ont été rapportées par certains auteurs aux conditions hygiéniques; par d'autres, aux moyens thérapeutiques auxquels le malade se soumet. Nous allons les signaler dans leur ordre de fréquence, et telles qu'il nous a été donné de les étudier pendant notre internat à l'hôpital du Midi.

Les malades atteints de blennorrhagie, qui ne font pas usage d'un suspensoir, sont très-sujets à l'épididymite ; ceux qui prennent cette précaution, mais qui, par leur profession, sont obligés de marcher, de se tenir debout ou de monter à cheval ; ceux qui se livrent à des excès ou à des exercices fatigants, tels que la dansé ou la course, y sont plus exposés que ceux qui travaillent assis ou qui se livrent à des occupations n'exigeant pas de grands mouvements. Toutes ces causes agissent à peu près de la même manière : elles occasionnent des frottements, des compressions du testicule et des tiraillements sur le cordon testiculaire. La rétention prolongée de l'urine dans la vessie, par la pression qu'elle exerce sur les vaisseaux déférents et les vésicules séminales, peut être aussi regardée comme une cause de l'épididymite.

Les aliments échauffants, les boissons alcooliques, ont pour action de déterminer une excitation des organes génitaux qui agit dans le même sens. Le coït, pendant la blennorrhagie, est aussi une cause fréquente du développement de l'épididymite. La rétention du liquide prolifique chez les hommes, dont la sécrétion séminale est très-active, donne quelquefois le même résultat.

Enfin une cause sur laquelle M. Velpeau a surtout insisté, et qui a été signalée par tous les auteurs qui ont écrit après lui sur ce sujet, c'est la compression du cordon testiculaire pendant un effort musculaire. A notre avis, cette cause, si elle existe, est certainement celle que l'on doit admettre la dernière dans l'épididymite blennorrhagique ; car il n'est pas démontré que le cordon testiculaire puisse être comprimé par les anneaux fibreux ou par le crémaster, même dans l'épididymite funiculaire, où il est hypertrophié. D'ailleurs, assez de causes plus faciles à comprendre s'offrent à nous pour expliquer le développement de la maladie, sans que nous ayons besoin d'invoquer cette dernière.

J'arrive à un autre ordre de faits bien plus importants à discuter : c'est l'influence du traitement de la blennorrhagie sur le développement de l'épididymite.

Il est bien entendu qu'ici je n'entends parler que des moyens thérapeutiques actifs mis en usage contre la blennorrhagie, tels que les injections, l'introduction des bougies médicamenteuses dans l'urèthre, et les balsamiques administrés à l'intérieur.

Beaucoup de praticiens pensent que l'épididymite survient souvent parce que l'écoulement de l'urèthre a été arrêté trop vite par l'administration du cubèbe ou du copahu ; d'autres, parce que ces médicaments ont une action irritante sur le col de la vessie et sur la muqueuse uréthrale. On a peut-être attribué à ces remèdes plus d'inconvénients qu'ils n'en ont réellement. Nous avons vu donner le copahu et le cubèbe à des doses élevées (30 grammes dans les vingt-quatre heures), et à diverses périodes de la blennorrhagie, et nous n'avons jamais trouvé que les malades auxquels on les avait prescrits fussent plus exposés à l'épididymite que ceux qui étaient traités d'une autre manière. Nous en dirons tout autant des injections, lorsqu'elles sont employées à propos et à un degré de concentration convenable. Il est des cas cependant où elles sont nuisibles, par exemple, dans la période aiguë de l'uréthrite, lorsque l'écoulement est abondant et qu'il y a des douleurs vives. Il faut qu'elles soient poussées avec modération, et répétées seulement trois fois par jour ; un point important encore, c'est de faire uriner les malades avant de pratiquer l'injection, sans quoi ils poussent le pus virulent dans la région prostatique. La nature du liquide de l'injection a peu d'influence, comme cause de l'épididymite ; cependant les injections caustiques dites abortives sont plus à redouter que les injections astringentes.

Dans ces derniers temps, on a employé contre la blennorrhagie des bougies médicamenteuses faites avec de la glycérine et du tannin rendu solide par l'addition d'une quantité suffisante d'amidon. On introduit ces bougies dans le canal, et on les laisse à demeure, dans le but de modifier la muqueuse. Cette pratique est certainement la plus favorable au développement de l'inflammation de l'é-

pididyme ; car, outre l'action irritante produite par le conduit
éjaculateur, par la substance médicamenteuse, on a encore l'irritation causée par la présence d'un corps étranger.

Nous avons été à même de juger de l'inconvénient de cette médication : sur 4 malades atteints de blennorrhagie aiguë avec écoulement abondant, traités à l'Hôtel-Dieu par les bougies de glycérine, 3 ont été pris d'épididymite au bout de quarante-huit heures. Sur deux autres malades affectés d'écoulement chronique et
traités de la même manière pendant huit jours, un a été pris d'épididymite légère. Chez ces deux malades le traitement a été sans
action sur l'écoulement. En résumé, on peut dire que, d'une manière générale, le traitement de la blennorrhagie par les balsamiques n'a aucune influence comme cause de l'épididymite, et qu'employé avec modération au début de la blennorrhagie il diminue
l'inflammation uréthrale, et par conséquent doit être considéré
plutôt comme préventif que comme excitant de l'inflammation
épididymaire. On peut en dire autant des injections faites en temps
opportun et d'une manière convenable. Le seul moyen thérapeutique capable d'avoir une action véritablement fâcheuse, c'est l'introduction des bougies médicamenteuses pendant la période aiguë de
l'uréthrite.

SIÉGE.

Ordinairement un seul testicule est affecté. On pensait autrefois
que l'inflammation avait une certaine prédilection pour un côté
plutôt que pour l'autre ; cette idée a même été défendue pendant un
certain temps par M. Ricord : suivant lui, l'épididymite était plus
fréquente à gauche, à cause du frottement que la couture du panta-
lon exerce sur l'organe. D'autres chirurgiens ont cherché à expliquer
cette prédisposition par les mêmes raisons qui ont été données pour
le varicocèle, c'est-à-dire la longueur plus grande des veines spermatiques gauches, leur dilatation fréquente et la difficulté de la

circulation dans l'intérieur de ces vaisseaux, qui sont dépourvus de valvules. Pour vérifier cette question nous avons fait le relevé de 226 épididymites et nous avons trouvé quatre-vingt-seize fois l'inflammation du côté droit, quatre vingt-dix-fois du côté gauche. Frappé de ce résultat inattendu, nous avons cherché la cause qui avait pu faire admettre la plus grande fréquence de la maladie soit à gauche, soit à droite, et nous l'avons trouvée dans les séries morbides.

Ainsi, dans le mois de janvier 1860 il est entré à l'hôpital du Midi, dans le service de M. Ricord, 50 malades atteints d'épididymites, 35 du côté droit et 15 seulement du côté gauche.

Dans le mois de mars, sur 35 malades, il y avait 22 épididymites à gauche et 13 du côté droit.

Les épididymites doubles d'emblée sont assez rares : on en trouve à peine 1 sur 30 ; ordinairement les deux côtés se prennent successivement, et celui qui s'est enflammé le premier se résout rapidement tandis que le second suit la marche ordinaire des épididymites simples.

MARCHE.

L'épididymite est une inflammation à marche aiguë qui arrive en quelques jours à son summum d'intensité et va ensuite en diminuant graduellement. Mais il faut se tenir sur ses gardes, car elle récidive très-facilement tant que l'écoulement blennorrhagique persiste. Chez un de nos malades nous avons vu l'inflammation reparaître trois fois de suite du même côté, après avoir été parfaitement guérie chaque fois, puis récidiver du côté opposé.

DURÉE.

La durée totale de l'épididymite est très-variable ; elle est en raison inverse de l'intensité de l'inflammation, et, du reste, subordonnée à un grand nombre de causes. Chez les malades de l'hôpital, qui sont maintenus au lit et soumis à un régime sévère, elle est généralement plus courte que chez ceux de la ville.

La plus courte durée d'une épididymite est de onze jours, la plus longue de quatre-vingt-dix jours; la moyenne, sur deux cents observations, a été de vingt-quatre jours. La période aiguë est aussi très-variable : elle est de trois jours au minimum et de dix au maximum. Le traitement a une influence très-peu marquée sur la durée totale de cette maladie, mais il peut en abréger beaucoup la période aiguë. Nous ne voulons pas dire par là qu'il n'y a pas d'avantage à faire une thérapeutique active contre l'épididymite, nous croyons, au contraire, qu'il est important de bien diriger le traitement et de mettre les malades à l'abri des causes qui peuvent entretenir l'inflammation ; car nous avons observé que les sujets qui ne se soumettent à aucun traitement et qui continuent à marcher conservent beaucoup plus longtemps que les autres des engorgements chroniques de l'épididyme et sont plus exposés aux récidives.

TERMINAISON.

La terminaison la plus fréquente de cette inflammation est la résolution complète et progressive. La tuméfaction disparaît d'abord dans le scrotum, en commençant par les parties supérieures; puis, s'il y a de l'épanchement dans la tunique vaginale , la sérosité se résorbe peu à peu, le cordon testiculaire reprend sa souplesse, et ses éléments redeviennent distincts. Enfin le canal déférent revient à l'état normal : l'épididyme est la partie dans laquelle la tuméfaction persiste le plus longtemps; souvent même les malades conservent pendant plusieurs mois un noyau d'induration dans la partie inférieure de l'épididyme. Cette terminaison par induration s'observe surtout chez les malades qui ont négligé le traitement et chez les sujets scrofuleux ou d'un tempérament lymphatique : chez eux, il n'est pas rare que l'induration persiste plusieurs années et devienne le point de départ de l'affection tuberculeuse de l'épididyme.

Nous n'avons jamais observé la terminaison de l'épididymite blennorrhagique par métastase; et, malgré l'autorité de certains auteurs, nous sommes peu disposé à l'admettre dans l'espèce.

La terminaison par suppuration est admise par tous les auteurs qui ont traité de l'orchite; mais je ferai remarquer que, dans la plupart des observations rapportées par eux, il s'agissait bien réellement de l'inflammation du parenchyme de la glande, et nullement d'une épididymite simple. La suppuration est une terminaison excessivement rare de l'épididymite blennorrhagique, tandis qu'elle est fréquente, très-fréquente même, dans les autres variétés. On trouve quelquefois des abcès circonscrits du scrotum qui surviennent pendant une inflammation de l'épididyme et qu'il ne faut pas attribuer à cette maladie, mais bien à la malpropreté des malades ou aux frottements exercés par un suspensoir mal appliqué.

Dans des cas tout à fait rares où l'épididymite blennorrhagique s'était compliquée d'inflammation de la tunique vaginale, M. Ricord a observé de la suppuration dans cette membrane, la transmission de l'inflammation au tissu cellulaire du cordon; la suppuration de cet organe, et une péritonite consécutive qui a amené la mort. Chez un autre malade, il a observé l'infection purulente à la suite d'une vaginalite suppurée qui avait eu pour point de départ une inflammation blennorrhagique de l'épididyme.

Ce sont là, je le répète, des modes de terminaison tout à fait exceptionnels, et qui ne se voient que dans des conditions toutes spéciales.

La gangrène du scrotum et du testicule est aussi une suite très-rare de l'épididymite; cependant Auguste Bérard en rapporte un cas dans sa thèse de concours, qu'il a rencontré dans les mémoires de chirurgie d'Arnaud : mais cette observation semble devoir être rapportée plutôt à une orchite parenchymateuse qu'à une épididymite proprement dite. Et pourtant, nous avons eu l'occasion d'observer une fois la gangrène du scrotum dans le service de M. le Dr Voillemier, à l'hôpital Lariboisière, chez un homme âgé de 36 ans, affecté d'hydro-épididymite, à qui nous avions pratiqué plusieurs ponctions de la tunique vaginale, suivant la méthode de M. Velpeau. Toute la moitié droite du scrotum a été détruite et le testicule mis à nu. La guérison a été obtenue avec beaucoup de difficulté.

DIAGNOSTIC.

Lorsque l'épididymite se présente dans toute sa simplicité, le diagnostic n'offre aucune difficulté. L'existence des symptômes que nous avons décrits, l'engorgement du canal déférent et la persistance de l'écoulement uréthral ne laisseront aucun doute sur la véritable nature de l'inflammation. Par la palpation, on reconnaîtra facilement l'étendue de l'induration de l'épididyme et les diverses altérations du cordon qui nous ont servi à distinguer l'épididymite en *différentielle, funiculaire, vasculo-déférentielle* et *sympathique*.

Il n'est pas aussi facile de constater la présence de l'épanchement dans la tunique vaginale; la transparence et la fluctuation peuvent manquer ou être masquées par l'œdème du scrotum. On peut cependant soupçonner une hydro-épididymite lorsque la tumeur est régulière, tendue, très-douloureuse, et que toutes les parties contenues dans les bourses semblent former une masse homogène. Il arrive quelquefois aussi, en percutant la tumeur, qu'on déplace le liquide et qu'on perçoit une sensation comparable à celle que donne le flot de liquide dans les abcès. Enfin, si on pratique une petite ponction avec la lancette et qu'on évacue la sérosité, on fait cesser immédiatement la douleur, et il devient facile de reconnaître que l'épididyme est plus ou moins tuméfié et que le testicule est sain. Il faut bien se garder de confondre l'espèce de mollesse et de fausse fluctuation, qui est propre au testicule, avec un épanchement de sérosité ; la fluctuation qui est due à une vaginalite peut se percevoir sur toute la périphérie de la tumeur, tandis que celle qui est due à la présence du testicule est limitée à une petite portion de la face antérieure.

L'inflammation de l'épididyme a été souvent et est encore fréquemment confondue avec l'orchite : cette erreur est facile à éviter avec un peu d'attention. Dans l'épididymite on trouve toujours dans les bourses deux tumeurs distinctes : l'une, postérieure, dure, bosselée, très-douloureuse, excavée à sa face antérieure : c'est l'épididyme ; l'autre, arrondie, molle, semi-fluctuante, occupant la concavité de la précédente et à peine douloureuse : c'est le testicule resté sain. Dans cette variété il y a souvent épanchement dans la tunique vaginale, quelquefois œdème du scrotum ; mais les enveloppes des bourses conservent leur mobilité sur la tumeur. Dans l'orchite on ne distingue plus le testicule de l'épididyme ; le scrotum est plus enflammé, lisse, rouge, adhérent aux parties sousjacentes. Il n'y a qu'une seule circonstance qui pourrait rendre le diagnostic incertain si l'on n'était pas prévenu : c'est lorsque l'épididyme occupe le bord antérieur du testicule. Mais il suffit de connaître la possibilité de cette disposition pour éviter l'erreur.

Lorsque l'épididymite survient lentement, sans exciter de réaction inflammatoire du côté du cordon et des enveloppes scrotales ; lorsque la sensibilité est peu exagérée et que l'écoulement a disparu, ou que le malade ne veut pas avouer la préexistence d'une blennorraghie, on pourrait confondre l'épididymite avec certaines tumeurs des bourses de nature très-différente :

1° Avec le sarcocèle tuberculeux ;

2° Avec le sarcocèle syphilitique ;

3° Avec l'œdème du scrotum, les abcès, etc.

L'affection tuberculeuse de l'épididyme diffère de l'induration inflammatoire par son siége. C'est ordinairement la tête de l'épididyme qui est prise dans la phthisie testiculaire, tandis que cette partie n'est qu'exceptionnellement le siége de l'induration inflammatoire chronique, et, lorsqu'elle est affectée, elle l'est toujours moins que la queue. L'épididymite n'existe ordinairement que d'un seul côté ; les tubercules occupent presque toujours les deux organes à la fois.

La marche est aussi bien différente dans les deux affections qui nous occupent. Elle est chronique dès l'origine dans le tubercule ; elle a toujours été précédée d'un état aigu dans l'épididymite. Enfin, l'écoulement uréthral, et les renseignements fournis par le malade, si l'écoulement est supprimé, suffiront souvent pour établir le diagnostic. On pourrait encore, dans les cas douteux, avoir recours à l'examen du cordon et au toucher rectal. Dans la dégénérescence tuberculeuse le canal déférent est induré, noueux, en chapelet ; les vésicules séminales et le côté correspondant de la prostate sont ordinairement malades.

Quelquefois le sarcocèle tuberculeux s'accompagne d'inflammation, d'épanchement dans la tunique vaginale, et amène un écoulement par l'urèthre qui pourrait en imposer pour une blennorrhagie et faire croire à une épididymite. Pour éviter toute méprise, outre les signes différentiels que nous connaissons, il suffira d'interroger le malade, et on verra qu'il n'a éprouvé aucun des symptômes de la blennorrhagie ; qu'il n'a pas de douleurs pendant l'émission des urines ; pas d'érections douloureuses ; enfin la nature de l'écoulement est bien différente : c'est un pus sanieux, sanguinolent, quelquefois séreux, contenant des grumeaux de matière tuberculeuse, qui n'est pas comparable au liquide fourni par l'inflammation uréthrale.

Je n'aurais pas parlé de la confusion possible de l'épididymite blennorrhagique avec le sarcocèle syphilitique si M. de Castelnau n'avait annoncé que les observations qu'on a données comme des exemples de testicule syphilitique sont presque toutes des orchites blennorrhagiques. Cette assertion n'est pas soutenable, et, pour y répondre, il me suffira de rappeler en peu de mots les conditions dans lesquelles ces tumeurs surviennent. L'une coïncide avec un écoulement blennorrhagique ou lui succède immédiatement; l'autre en a été précédée ou est accompagnée d'accidents vénériens, d'un chancre, d'une syphilide ou de papules muqueuses. La première a une marche aiguë et détermine de très-vives douleurs ; la seconde est essentiellement chronique et indolente. Celle-ci a son siége dans l'épididyme, celle-là dans le corps même du testicule. Dans la première, on peut toujours distinguer deux tumeurs; dans la seconde, le testicule et l'épididyme sont confondus. Enfin la terminaison de ces deux affections est bien différente : l'une tend vers la guérison, l'autre reste stationnaire et amène l'atrophie du testicule. La première guérit au début par les antiphlogistiques; la seconde ne cède qu'aux mercuriaux, et surtout à la médication iodée (iodure de potassium). L'emploi de l'iodure de potassium pourrait même être invoqué comme moyen de diagnostic : sur l'épididymite, peu ou point d'action ; sur le sarcocèle syphilitique, une action rapide.

On le voit, jamais différence plus profonde ne sépara deux maladies que quelques auteurs s'efforcent encore de réunir. Nous ne comprenons pas non plus comment le gonflement œdémateux du scrotum signalé par M. Gaussail, dans les *Archives générales de médecine,* 1851, a pu être confondu avec l'épididymite. Ici l'absence de douleur et d'engorgement du cordon ou du canal déférent suffit à un praticien un peu expérimenté pour rapporter la maladie à sa véritable cause.

Les abcès du scrotum offrent quelquefois des symptômes plus trompeurs, qui pourraient, dans certaines circonstances toutes spéciales, tenir le diagnostic en suspens. Nous avons plusieurs fois observé, chez les malades atteints de blennorrhagie, des inflammations du scrotum du côté du pli génito-crural, au niveau de l'anneau inguinal externe, qui sont caractérisées par de l'œdème, de la rougeur et des douleurs vives. Mais, si on examine avec attention, on reconnaîtra que la tuméfaction est limitée aux enveloppes scrotales , que le testicule et l'épididyme sont intacts, et que les éléments du cordon ne participent en rien à l'inflammation ; enfin, que les douleurs ne se propagent pas vers la fosse iliaque, et ne sont pas augmentées par la pression sur l'épididyme.

Il ne faut pas oublier que les testicules qui sont restés dans le canal inguinal peuvent aussi devenir le siége de tumeurs inflammatoires à la suite de la blennorrhagie. Le diagnostic alors peut offrir quelques difficultés. Nous avons déjà dit que c'était dans ce cas qu'on observait de la fièvre, des vomissements, des douleurs extrêmement vives analogues aux symptômes d'étranglement ; si, de plus, la constipation est opiniâtre, on pourra confondre la tumeur avec une hernie étranglée ; mais la coïncidence d'un écoulement blennorrhagique et l'absence du testicule dans les bourses suffiront pour lever tous les doutes.

Si la peau a participé à l'inflammation, la tumeur pourra en imposer pour un bubon ; la même erreur pourrait être commise si le testicule était placé dans le canal crural, comme on en a cité quelques exemples. Dans ces deux circonstances, un chirurgien prudent, avant de pratiquer l'opération, devra s'assurer de la présence du testicule dans le scrotum, et, dans le cas où il ne le trouverait pas, rechercher si la tumeur qu'il a sous la main ne serait pas produite par une anomalie.

Enfin M. Ricord a observé un cas dans lequel, le testicule occupant le périnée, il s'était développé une épididymite, la tumeur offrait une analogie frappante avec les abcès de cette région ; mais il a suffi à cet habile chirurgien de constater l'absence du testicule dans les bourses pour éviter une méprise.

PRONOSTIC.

Le pronostic de l'épididymite blennorrhagique n'est pas grave ; le plus souvent la terminaison est heureuse. Elle n'est pas une affection virulente, et par conséquent on n'a pas à redouter les accidents d'infection constitutionnelle. Beaucoup d'auteurs l'ont regar-

dée comme la cause de la plupart des tumeurs du testicule ; on a signalé comme un de ses effets tardifs la production du varicocèle. Sans
doute, lorsqu'elle occupe le côté gauche, qui y est naturellement
prédisposé, elle peut avoir une certaine influence sur le développement de cette maladie ; mais nous croyons qu'elle en a bien
peu comme cause première. D'un autre côté, les malades atteints
de varicocèle sont très-disposés à l'épididymite pendant le cours
d'une blennorrhagie ; il ne serait pas impossible que l'on eût pris
la cause pour l'effet.

Il n'en est pas de même pour l'hydrocèle ; on voit assez fréquemment, à la suite des hydro-épididymites, les malades conserver un
peu d'épanchement dans la tunique vaginale, et revenir, après
deux ou trois mois, avec une hydrocèle volumineuse.

L'épididymite n'est grave qu'en raison des complications. Chez les
sujets lymphatiques ou scrofuleux, elle est souvent cause excitante
du développement du sarcocèle tuberculeux et du cancer ; chez les
malades qui sont sous l'influence des accidents secondaires de la
syphilis, elle est aussi bien souvent le point de départ du testicule
vénérien. Nous citerons quelques observations qui viennent à l'appui de ces assertions, et nous aurions pu les multiplier beaucoup si
les limites de notre travail l'eussent permis. M. Velpeau a nié l'influence de l'épididymite sur l'apparition du cancer du testicule ; cependant le fait qui suit nous semble assez concluant pour être pris
en considération.

Sarcocèle encéphaloïde survenu à la suite d'une épidémie blennorrhagique.

J. V..., âgé de 58 ans, compositeur d'imprimerie, est entré à
l'Hôtel-Dieu, salle Saint-Jean, n° 6, le 13 juin 1859, pour une tumeur volumineuse du testicule droit. C'est un homme d'un tempérament bilieux, d'une constitution mauvaise. Interrogé sur ces accidents, il nous raconte que son père est mort à l'âge de 57 ans d'une
affection de l'estomac, qu'il a entendu qualifier du nom de *pylore*.

Sa mère est morte jeune d'une maladie dont il ignore le nom. Lui-même n'avait jamais eu d'autre maladie que des coliques de plomb, lorsqu'il y a dix mois, il a contracté une blennorrhagie qu'il n'a pas traitée. Au bout d'un mois l'écoulement avait beaucoup diminué ; mais il lui est survenu une épididymite ; le testicule droit était très-volumineux, rouge, douloureux. Le malade est entré alors à l'hôpital du Midi, dans le service de M. Puche, où il a été traité par les purgatifs et l'emplâtre de ciguë sur la tumeur. Au bout de trois semaines il a quitté l'hôpital ; la tumeur était complétement disparue ; il ne restait plus qu'un peu de dureté en arrière et en haut du testicule. Ce point, que le malade montre très-bien sur le côté sain, correspond à la tête de l'épididyme. C'est dans cette partie restée dure qu'a commencé à se développer la tumeur que nous avons sous les yeux. Un mois après la guérison de son épididymite et la disparition complète de l'écoulement uréthral, le malade a vu son testicule droit augmenter de nouveau, en commençant par la partie supérieure ; en même temps, il a éprouvé de temps en temps des douleurs vives qu'il compare à des coups d'aiguilles. Pendant les premières semaines, la tumeur a fait des progrès très-lents, puis elle a augmenté très-vite, et aujourd'hui il y a six mois qu'elle existe. Elle a le volume du poingt d'un adulte ; elle est ovoïde, régulière, dure, légèrement bosselée, indolore dans presque toute son étendue, excepté en bas, où le malade accuse une sensation analogue à celle qu'on produit en pressant le testicule du côté opposé. Elle est lourde, transparente à sa périphérie ; il n'y a pas d'engorgement du cordon, rien dans les ganglions inguinaux. On diagnostique une tumeur cancéreuse, et M. Robert propose la castration ; le malade s'y refuse et quitte l'hôpital. Au bout de six semaines, il revient dans le service ; la tumeur a doublé de volume et présente déjà quelques points ramollis ; elle offre toujours de la transparence à la périphérie ; mais par la palpation on déplace facilement la couche mince de liquide, et on reconnaît la tumeur solide. Le 17 août on procède à l'amputation.

L'examen de la tumeur n'offre à l'œil nu aucun doute sur la véritable nature de l'affection. C'est un tissu grisâtre, lardacé, mêlé de foyers sanguins et de parties ramollies, où l'on trouve çà et là un peu de matière jaune. L'examen microscopique fait par M. Robin a confirmé le diagnostic.

Cette observation nous a paru assez intéressante pour être rapportée ici ; elle nous a semblé venir à l'appui de l'idée que nous avons émise, à savoir : que, chez les malades prédisposés, l'épididymite peut hâter l'apparition de la maladie de devenir la cause excitante de son évolution.

Double sarcocèle tuberculeux, développé à la suite d'une épididymite.

OBSERVATION Iᵣₑ.

Le nommé G...., âgé de 32 ans, boulanger, est entré à l'hôpital du Midi, salle 4, n° 21, le 16 mars 1860, dans le service de M. Ricord. C'est un homme d'un embonpoint médiocre, d'un tempérament lymphatique, jouissant habituellement d'une bonne santé. Il nous raconte qu'il y a cinq ans il a eu une blennorrhagie à la suite de laquelle le testicule du côté droit est devenu volumineux, rouge, douloureux. Il a été soignée de cette première affection dans un hôpital de province, où on lui a fait appliquer des sangsues sur le trajet du cordon. L'écoulement uréthral a duré six semaines et a été complétement guéri ; mais le testicule est resté un peu plus volumineux, sans que le malade éprouve aucune douleur. Au bout de six semaines, il a remarqué au niveau du bord supérieur du testicule gauche une petite tumeur grosse comme une noisette, dure, bosselée et indolore. Quelques semaines plus tard, une autre tumeur semblable s'est manifestée à côté de la première ; il s'est formé un abcès qui a donné issue à un liquide séreux, mêlé de grumeaux blanchâtres. Cet abcès est resté fistuleux jusqu'aujourd'hui.

L'examen des deux testicules permet de reconnaître les lésions suivantes : du côté droit, il existe une tumeur du volume du poing,

très-irrégulière, tout à fait indolore, d'une dureté pierreuse, dans
laquelle on distingue parfaitement deux portions, l'une, postérieure,
allongée, excavée en avant, qui est formée par l'épididyme; l'autre
antérieure, également dure et bosselée, appartenant au testicule. Le
canal déférent, dur, noueux, se continue avec la queue de l'épididyme.
Les bosselures les plus volumineuses siégent dans la tête de l'épididyme et ont contracté des adhérences avec le scrotum.

Du côté gauche on trouve les mêmes lésions, plus un trajet fistuleux qui fournit continuellement du pus tuberculeux. La prostate
et les vésicules séminales participent à la dégénérescence tuberculeuse. L'examen de la poitrine ne nous a fourni aucun signe de
phthisie.

OBSERVATION II.

Adolphe W...., 23 ans, peintre, d'un tempérament lymphatique,
d'une constitution médiocre, est entré le 23 mars 1860 à l'hôpital
du Midi. Ce jeune homme vient se faire soigner d'un double
sarcocèle tuberculeux. Les bosselures occupent particulièrement la
queue des épididymes, mais surtout l'organe est augmenté de volume et plus dur qu'à l'état normal : les deux testicules sont sains,
les canaux déférents sont volumineux et en chapelets; la prostate
et les vésicules séminales sont tuméfiées et indurées. Cette maladie
a commencé il y a trois mois des deux côtés à la fois.

Le malade avait eu une blennorrhagie il y a cinq mois, et, six
semaines après l'apparition de l'écoulement uréthral, avait été pris
d'une double épididymite qui ne s'est jamais complétement guérie.
Il était resté au côté gauche un noyau induré du volume d'un pois,
qui a augmenté lentement depuis cette époque, et est arrivé, sans
causer de douleur, à produire la lésion que nous voyons aujourd'hui.
Du côté droit l'induration était plus considérable, plus irrégulière,
et a suivi la même marche.

Le malade assure qu'avant sa blennorrhagie il n'avait jamais eu de tumeur du testicule, que les deux organes avaient le même volume et la même consistance.

OBSERVATION III.

G...., âgé de 32 ans, boulanger, d'une constitution lymphatique, est entré le 16 mars 1860 salle 4, n° 21, à l'hôpital du Midi, pour s'y faire soigner d'un double sarcocèle tuberculeux. Ce malade raconte qu'il y a cinq ans, à la suite d'une blennorrhagie, il a eu une épididymite du côté gauche, qui a duré six semaines ; qu'à la suite de cette inflammation, qui avait parfaitement guéri, il avait conservé une petite tumeur de la grosseur d'un pois, adhérente aux testicules ; que cette tumeur est restée quelque temps stationnaire et a commencé à se développer progressivement et sans douleur : au bout de trois mois elle était grosse comme le pouce, depuis elle a continué à augmenter.

Jusqu'alors il n'avait rien eu dans le testicule droit ; il y a huit mois, il a contracté une seconde blennorrhagie suivie d'épididymite du côté droit. Cette dernière inflammation a été un peu intense, et s'est passée sans traitement : mais il est resté un noyau qui offre aujourd'hui le volume d'une noix, et qui occupe la queue de l'épididyme. Depuis cette seconde blennorrhagie, le testicule gauche a beaucoup augmenté, et il est survenu de l'épanchement de sérosité dans la tunique vaginale. La tumeur offre le volume du poing ; elle est dure, bosselée, irrégulière, transparente, indolore. Le canal déférent est noueux ; tout l'épididyme est pris ; mais la queue est la partie la plus volumineuse. Du côté droit, la tumeur tuberculeuse occupe également la queue de l'épididyme ; elle est fluctuante.

Dans cette 3e observation, l'influence de l'épididymite sur l'apparition des tubercules n'est pas douteuse, mais elle a eu encore une action évidente sur la marche de la maladie. Il est certain aussi que l'inflammation a une influence sur le siége anatomique du tubercule. Dans presque tous les sarcocèles tuberculeux, c'est la tête de l'épididyme qui est prise, et toujours cette partie est malade lorsque le tubercule se développe dans l'épididyme; mais, chez les malades qui ont primitivement été atteints d'inflammation gonorrhéique, le tubercule se manifeste très-fréquemment dans la queue de l'épididyme sans envahir en même temps la tête. Les observations 2 et 3 en sont des exemples.

Les exemples de sarcocèles syphilitiques survenus peu de temps après l'épididymite sont plus rares et plus difficiles à reconnaître. En voici deux observations qui ont paru assez probantes pour être rapportées :

OBSERVATION Ire.

Testicule vénérien ou sarcocèle syphilitique.

D..... (Jean), âgé de 40 ans, tailleur d'habits, est entré le 6 avril 1860 à l'hôpital du Midi pour une tumeur du testicule gauche qui date de quatre mois. C'est un homme d'une constitution robuste, qui ne présente aucun antécédent de nature à faire soupçonner une affection cancéreuse. Il a contracté la syphilis il y a onze mois, et il est encore aujourd'hui couvert d'une syphilide ecthymateuse et porte des papules muqueuses du voile du palais.

Il y a six mois, ce malade a contracté une blennorrhagie qui a été suivie d'une épididymite gauche dont la durée a été de six semaines. Les phénomènes inflammatoires avaient complétement cessé, et il ne restait plus qu'un peu de gonflement de l'épididyme lorsque le testicule a commencé à se tuméfier de nouveau, sans que le malade en éprouve aucune douleur. Depuis cette époque, il a continué à augmenter, et aujourd'hui il a le volume et la forme d'un gros œuf de poule : il est régulier, légèrement bosselé à sa surface; d'une dureté plus grande en bas, où l'on sent, à travers la tunique albuginée, les extrémités des lobules testiculaires. L'épididyme est complétement confondu avec la glande. Le cordon est sain. Le malade est soumis de suite au traitement suivant : *Iodure de potas-*

sium, 3 grammes; une pilule de proto-iodure de mercure de 0,05 *centigrammes.* Au bout de dix jours, la tumeur présentait déjà une amélioration très-sensible ; elle était plus molle, plus souple, et moins volumineuse. Le traitement a été continué, et le malade est sorti guéri le 16 juin 1860.

OBSERVATION II.

Hydrosarcocèle syphilitique du côté droit.

G..... (Isidore), âgé de 32 ans, marchand de vins, est entré dans le service de M. Ricord, à l'hôpital du Midi, salle 4, n° 17, le 27 mars 1860. C'est un homme d'un tempérament sanguin, d'une constitution vigoureuse. Il y a deux ans, il a été traité dans le service pour des accidents secondaires (roséole, papules muqueuses). Il y a quatre mois, il est entré une seconde fois pour une épididymite blennorrhagique funiculaire, que nous avons pu observer par nous-même, et pour laquelle nous avons pratiqué une ponction de la tunique vaginale. Cette affection était complétement guérie lorsque le malade a quitté l'hôpital. C'est, nous dit-il, trois semaines après sa sortie que son testicule a commencé à augmenter et à devenir un peu douloureux ; cependant il a négligé de se traiter. Aujourd'hui la tumeur a le volume d'un œuf ; elle est dure, ovoïde, avec des bosselures légères à la surface, sans qu'on puisse distinguer l'épididyme. Il y a une légère couche de liquide dans la tunique vaginale. Le cordon et le canal déférent sont sains ; le malade n'éprouve pas des douleurs lancinantes, et la palpation ne fait reconnaître nulle part de point plus douloureux qui offre la sensibilité du testicule aplati dans les affections cancéreuses. Les ganglions de l'aine sont volumineux et durs, mais ils sont roulants sous la peau et disposés en chapelets. Ces ganglions existent depuis l'époque où le malade a contracté son chancre.

7

Le malade est soumis à l'usage de l'iodure de potassium, à la dose de 3 grammes par jour : la tumeur a diminué rapidement, et la guérison était complète le 5 mai, lorsque cet homme a quitté le service.

Après la disparition de l'inflammation, il est un certain nombre de malades qui conservent pendant longtemps des douleurs sourdes du côté des voies spermatiques : tantôt ces douleurs siégent profondément dans le bassin, du côté de la fosse iliaque ; tantôt elles se localisent sur le trajet du canal inguinal ou restent limitées aux organes contenus dans les bourses. La première variété est la plus fréquente, et peut s'expliquer par un reste d'inflammation du côté de la vésicule séminale ; ce qui vient à l'appui de cette manière de voir, c'est l'aspect sanguinolent du liquide prolifique chez ces malades. Les douleurs du cordon et du testicule ne sauraient être expliquées par l'état inflammatoire ni par l'induration persistante ; souvent ces deux causes ont complétement disparu. Il nous paraît rationnel de les rattacher à une névralgie du cordon ou du testicule, surtout à cause de leur caractère intermittent.

L'attention a été appelée, dans ces derniers temps, par M. le professeur Gosselin sur certaines conséquences occultes qu'il faut redouter et s'attacher à prévenir par un traitement bien dirigé : je veux parler de l'oblitération du conduit excréteur du sperme à la suite de l'épididymite. Avant d'entrer dans les détails de physiologie et d'anatomie pathologique, il est nécessaire de démontrer la possibilité de ces oblitérations et leur mécanisme. M. Gosselin en a admis deux espèces : les unes temporaires, les autres permanentes. Nous conserverons cette distinction et nous chercherons à expliquer le mode de production de chacune de ces variétés.

Dans l'étude que nous avons faite sur la pathogénie de l'épididymite, nous avons admis que l'inflammation uréthrale se propageait par voie d'extension jusqu'à l'épididymite : or, de même que nous voyons la blennorrhagie amener dans le canal de l'urèthre deux espèces de rétrécissements, les uns qui sont dus au gonflement et à l'infiltration plastique de la muqueuse uréthrale, et qui disparaissent avec l'inflammation; les autres dus à la transformation en tissu fibreux de cette même lymphe plastique infiltrée dans le tissu cellulaire sous-muqueux, et qui persistent indéfiniment si l'art n'intervient pas: de même, pour le conduit excréteur du sperme, où l'on trouve les mêmes conditions anatomiques et la même cause morbide, on rencontrera des obstacles produits par le gonflement de la muqueuse, et d'autres dus à la dégénérescence des produits de l'inflammation.

Mais, si la cause déterminante offre une grande analogie dans les deux conduits excréteurs, il n'en est pas de même pour les lésions consécutives, du moins dans les rétrécissements permanents. Un phénomène des rétrécissements de l'urèthre, c'est la dilatation de la partie du canal située en arrière du rétrécissement, ce qui n'a jamais été observé sur le canal de l'épididyme. On objectera sans doute que la vessie est un organe contractile, doué d'une puissance très-grande, qui pousse sans cesse l'urine contre les parois du canal et le dilate, et que le testicule sécrète peu. Mais, quelle que soit la petite quantité de sperme fournie, elle devrait nécessairement s'accumuler quelque part, ou être résorbée aussi vite qu'elle est sécrétée, ce qui n'est pas admissible. Or nous voyons tous les jours que, si le canal excréteur d'une glande se trouve oblitéré, la face postérieure du canal se dilate, la glande elle-même devient douloureuse et s'enflamme ou s'atrophie : c'est ce qui a lieu pour les glandes salivaires, pour le foie, le rein, etc. Pareille chose devait se produire pour le testicule, et cependant il résulte des recherches mêmes de M. Gosselin que la glande spermatique ne subit aucune modification, que le canal épididymaire ne se dilate pas sensiblement, et qu'enfin la rétention du produit de sécrétion n'occasionne pas de douleur. Mais, chose plus étrange, la quantité de sperme éjaculé ne change pas; l'aspect, l'odeur, la consistance de ce liquide, sont les mêmes ; il a seulement perdu ses propriétés fécondantes, il ne contient plus de spermatozoïdes.

Lorsque l'épididymite a été double et qu'il est resté de l'induration, il en résulte pour le malade une stérilité complète. Déjà Hunter avait avancé que, chez ces malades, les fonctions spermatiques étaient modifiées et que le liquide de l'éjaculation était fourni par les vésicules séminales. De nos jours, M. Gosselin a prétendu que la disparition des spermatozoïdes est due à l'organisation et à la transformation fibreuse de la lymphe plastique au niveau de la queue des épididymes et à l'obstacle*mécanique qui en résulte pour le passage du sperme. La sécrétion continue exerce sur la santé et sur les fonctions génitales la même influence que dans l'état normal, mais le liquide s'arrête dans l'épididyme. Celui qui est rendu pendant l'éjaculation provient exclusivement des vésicules séminales, qui continuent de sécréter comme à l'état naturel ; c'est le sperme vésiculaire, qui est éjaculé sans mélange de sperme testiculaire. Cette manière de voir nous rend bien compte de l'infécondité, mais elle n'est pas à l'abri d'objections. Ainsi on a invoqué le trouble des fonctions testiculaires par l'inflammation. Mais nous avons démontré que l'inflammation blennorrhagique n'arrivait qu'exceptionnellement jusqu'au testicule : cette objection est donc sans valeur. D'autres ont pensé que la blennorrhagie déterminait un état diathésique, maladif, en vertu duquel la sécrétion serait modifiée dans ses propriétés. Si cet état existait, il ne serait que passager, car la gonorrhée simple n'occasionne jamais d'accidents constitutionnels. M. Gosselin a rapporté aussi un certain nombre d'exemples de sujets dont le sperme a été examiné plusieurs mois et plusieurs années après la guérison de la maladie et dans lequel on n'a pas trouvé de spermatozoïdes. Enfin l'oblitération du conduit excréteur a été démontrée anatomiquement. Mais, si cette oblitération était complète et permanente, le testicule devrait rentrer dans la règle générale, qui dit que les glandes dont la sécrétion est empêchée et supprimée subissent des modifications pathologiques.

Ces modifications n'ayant jamais été observées sur le testicule à la suite de l'épididymite, nous sommes porté à penser que chez l'homme il n'y a pas oblitération complète, permanente, des voies spermatiques, mais un rétrécissement du canal qui permet encore à la partie la plus séreuse du sperme d'arriver dans la vésicule séminale. Suivant M. Gosselin, cette oblitération aurait toujours pour siége le noyau d'induration qu'on trouve dans la queue de l'épididyme après la disparition des symptômes inflammatoires. On conçoit cependant, d'après l'analogie que nous avons établie, que cette lésion peut se rencontrer sur tous les autres points du canal excréteur.

Quant au pronostic de ces oblitérations, il est très-variable : lorsque l'inflammation ne porte que sur un seul côté et que le testicule du côté opposé se trouve dans ses conditions normales, elles n'entraînent pas la stérilité ; mais, si le second testicule est arrêté dans l'anneau ou resté dans l'abdomen, elles sont plus graves, parce que, d'après les recherches de M. Follin, les testicules qui ne sont pas descendus dans les bourses ne sécrètent pas de spermatozoïdes, et le malade se trouve alors dans les conditions de celui qui est affecté d'une épididymite double. Il en est de même pour les sujets atteints de varicocèle ou de tumeurs quelconques du testicule capables de modifier la sécrétion spermatique, qui contractent une épididymite du côté opposé.

Quoi qu'il en soit, il est rare que l'oblitération des deux canaux épididymaires existe à la fois et persiste indéfiniment. Le plus souvent cette lésion n'est que temporaire, mais la limite de sa durée est encore indéterminée et subordonnée au traitement employé. M. Gosselin a examiné le sperme d'individus atteints d'induration de la queue des deux épididymes, et il a vu les spermatozoïdes reparaître au bout de quatre à cinq mois, quelquefois même beaucoup plus tard. Cette réapparition est subordonnée à la résolution de l'induration ; aussitôt que la résolution est complète, le liquide prolifique reprend ses propriétés fécondantes. Ce phénomène vient à l'appui de notre manière de voir, et tendrait à prouver que dans la plupart des cas au moins, il n'y a que rétrécissement du conduit produit par l'infiltration de la lymphe plastique dans les parois du canal de l'épididyme et dans le tissu cellulaire qui réunit les circonvolutions.

Pour nous résumer, nous formulerons de la manière suivante le pronostic de l'épididymite blennorrhagique au point de vue des fonctions de la génération.

L'épididymite double amène le gonflement de la muqueuse et l'infiltration plastique des parois du canal excréteur du sperme, d'où il résulte un rétrécissement de ce canal, qui s'oppose au passage d'une partie du liquide prolifique, et probablement de la partie la plus solide dans laquelle se trouvent les spermatozoïdes. Ce rétrécissement peut devenir permanent et entraîner la stérilité ; mais ordinairement il n'est que temporaire, et, après une durée variable de deux mois à deux ans, les malades deviennent aptes à procréer. Nous croyons même que la stérilité est une conséquence excessivement rare de cette inflammation.

TRAITEMENT.

Avant de faire l'histoire des nombreux moyens qui ont été mis en usage pour guérir l'épididymite blennorrhagique, deux questions se présentent tout naturellement à l'esprit. Puisque l'inflammation du conduit excréteur du sperme est toujours consécutive, peut-on la prévenir ? et, lorsqu'elle débute, peut-on la faire avorter ? En un un mot, y a-t-il un traitement préventif et des moyens abortifs ?

On peut répondre affirmativement à la première question. Oui, il est quelquefois possible de prévenir l'épididymite, en soignant la blennorrhagie au début par des remèdes appropriés, pour ne pas la laisser atteindre la région prostatique du canal de l'urèthre, et, d'un autre côté, en s'abstenant de la traiter par des moyens violents.

Si l'uréthrite n'a pas cédé, dès le début, à une ou deux injections abortives faites seulement dans la portion périnéenne de l'urèthre, il ne faut pas insister sur ces moyens. On prescrira l'usage des boissons aqueuses, les bains généraux prolongés; les bourses seront soutenues par un bon suspensoir, et les testicules protégés contre les froissements. En outre, les malades atteints d'écoulement devront éviter toutes les causes occasionnelles que nous avons signalées : marcher le moins possible, ne pas s'exposer au froid, s'abstenir d'excitations érotiques, de boissons alcooliques, etc.

Si, malgré ces précautions, l'inflammation gagne la région prostatique et se propage à l'épididyme, il sera impossible de la faire avorter. Cependant on a proposé pour cela plusieurs moyens empiriques, tels que la boue de rémouleur et le mâchefer des forgerons, qui agissent par le froid et les particules métalliques qu'ils contiennent. Mais, je n'hésite pas à le dire, ces moyens sont dangereux et capables de beaucoup aggraver l'inflammation. Nous en dirons tout autant des applications de glace sur le scrotum, qui, avec les inconvénients des moyens précédents, pourraient entraîner des gangrènes partielles du scrotum.

Les compresses trempées dans l'eau froide, soit pure, soit mélangée à des substances résolutives, telles que l'eau de Goulard, le chlorhydrate d'ammoniaque, l'eau sédative, l'alun, le sulfate de fer, etc., seraient, de tous les répercussifs, le moins dangereux; mais son efficacité est plus que douteuse, et ne mérite pas d'attirer l'attention des praticiens.

Les partisans exclusifs de la métastase ont proposé des moyens abortifs beaucoup plus irrationnels encore. Pour rappeler vers l'urèthre la suppuration qui, suivant eux, se serait spontanément portée sur l'épididyme, ils ont conseillé le cathétérisme répété, l'introduction de bougies ou de sondes dans le canal; quelques-uns même ont été jusqu'à proposer d'inoculer du pus blennorrhagique pris sur un autre sujet.

Il nous est impossible d'admettre comme raisonnable une pareille thérapeutique. Nous croyons avoir suffisamment démontré dans ce travail que la théorie de la métastase était la moins soutenable, même avec les modifications introduites par Vidal, et que la transmission de l'inflammation blennorrhagique par voie de continuité était la règle générale. Or les derniers moyens que nous venons de signaler sont les plus contraires à ce que nous enseigne la pratique, et sont plutôt faits pour favoriser l'inflammation épididymaire et l'aggraver que pour la faire disparaître spontanément.

Il nous reste maintenant à étudier les médications employées pour guérir l'épididymite. Avant d'aborder une question si importante, qu'il nous soit permis d'exprimer une opinion personnelle, et de dire qu'aucune n'est absolument préférable, mais que toutes sont bonnes lorsqu'elles sont appliquées à propos.

Nous avons fait voir ailleurs, en parlant des variétés et des symptômes de l'épididymite, que cette maladie offrait de nombreuses différences suivant les sujets ; nous ajouterons maintenant que chaque cas réclame une thérapeutique particulière, c'est-à-dire que dans la maladie qui nous occupe, on ne peut pas prescrire une méthode générale applicable à tous les cas : il faut traiter les symptômes et les combattre isolément. On n'abrégera pas la durée totale de la maladie ; mais on rendra de grands services au malade en faisant cesser promptement les accidents aigus, la tuméfaction, la constipation, la fièvre, etc.

Nous le répétons, s'il n'y a pas de traitement spécial de l'épididymite (dans la plupart des cas, la maladie guérit seule sans le secours de l'art), il faut néanmoins surveiller les symptômes et aider la nature par des moyens convenables : cesser tout traitement de la blennorrhagie, conseiller aux malades de garder le lit dans la position horizontale, maintenir les bourses relevées au moyen d'un suspensoir, appliquer sur la tumeur des cataplasmes émollients laudanisés, et tenir le ventre libre.

Quel que soit le topique que l'on emploie, il convient de le soutenir mollement avec le testicule.

Le bandage doit remplir deux indications :

1° Soutenir les bourses de manière à empêcher tout tiraillement sur le cordon ;

2° N'exercer aucune compression, aucun frottement.

Les suspensoirs ordinaires ne conviennent pas : s'ils sont assez larges pour soutenir les topiques, ils ne soutiennent plus les testicules ; leurs cordons postérieurs, en passant sous les cuisses, compriment les bourses et amènent une irritation de la peau qui favorise plutôt qu'elle ne diminue le gonflement. Lorsqu'ils sont trop étroits, ils compriment le cordon et déterminent de l'œdème du scrotum. Enfin ces appareils ont l'inconvénient de se salir très-vite, de ne pouvoir être renouvelés assez fréquemment, et nous avons plusieurs fois observé des abcès et des phlegmons circonscrits du scrotum causés par la malpropreté des suspensoirs.

On emploie souvent un tampon de linge ou de toute autre matière, d'un volume convenable, que l'on place entre les cuisses du malade pour soutenir le scrotum. C'est là un excellent moyen, mais qui oblige le malade à rester dans une position assez gênante, couché sur le dos et les jambes écartées.

Quelques praticiens se contentent de soutenir les bourses à l'aide d'une compresse-languette ou d'un mouchoir que l'on fixe par ses deux extrémités sur une ceinture au devant de l'hypogastre. Curling recommande de se servir d'un mouchoir de soie ou de batiste plié en triangle, à la partie moyenne duquel on a cousu un morceau de double ruban. On applique cette partie moyenne sur le périnée ; les trois angles, ramenés en avant, sont attachés à une bande préalablement roulée autour du tronc, et les deux bouts du ruban sont fixés en arrière à cette même bande, afin d'empêcher l'appareil d'être attiré en avant.

Le moyen de suspension qui nous paraît mériter la préférence est celui que M. Ricord emploie depuis longtemps à l'hôpital du Midi. Il consiste en une planchette de 25 centimètres de long sur

15 centimètres de large, échancrée sur un de ses bords, que l'on place en travers des cuisses, au-dessous des bourses, de manière que la concavité embrasse la portion périnéale du scrotum, et que les testicules reposent librement sur sa face supérieure. Cet appareil, très-simple, remplit parfaitement les indications. En maintenant les testicules dans la position horizontale, il les rapproche de l'anneau inguinal externe, et empêche la tumeur de tirailler le cordon ; d'un autre côté, il permet de renouveler facilement les topiques sans déplacer la tumeur, et par conséquent sans faire éprouver de douleur au malade.

Ces moyens suffisent chez beaucoup de malades pour obtenir la guérison, et sont indispensables chez tous. Le repos au lit, un bon moyen de soutenir les bourses, un purgatif, une alimentation peu abondante, des boissons aqueuses, tel est le traitement qui convient dans les deux tiers des cas. Mais il en est d'autres qui réclament des indications spéciales.

Si l'inflammation se complique de symptômes généraux, de fièvre et de douleurs vives, sans épanchement vaginal, il faut faire une saignée au bras, et l'on obtiendra immédiatement la cessation des symptômes généraux.

Si le testicule est volumineux, rouge, tuméfié; s'il a de la chaleur et une douleur très-vive avec infiltration du cordon, on appliquera 15 ou 20 sangsues sur le cordon inguinal. Quelques praticiens, croyant agir plus directement sur la maladie, ont proposé de les placer sur le scrotum; mais cette pratique nous semble dangereuse et sans utilité. Les piqûres de sangsues, sur un tissu aussi aréolaire que le scrotum, peuvent amener des accidents tels que l'inflammation, l'érysipèle, le phlegmon, la gangrène même; tandis que sur le cordon les conditions anatomiques de la circulation permettent d'espérer une révulsion plus prompte, et exposent à des dangers beaucoup moindres.

Si l'épididymite s'accompagne d'épanchement dans la tunique vaginale et de douleurs très-vives, nous conseillons d'avoir recours de suite aux ponctions multiples de la tunique vaginale, qui ont été préconisées par M. Velpeau. Le même professeur a conseillé les ponctions multiples comme succédané des sangsues, et dans le but de faire une saignée locale. Pour obtenir ce résultat, il faut avoir soin de faire les piqûres sur les veines les plus volumineuses du scrotum; cette pratique a pu réussir entre les mains habiles de M. Velpeau, mais elle expose à des dangers, et ne saurait, à beaucoup près, valoir les applications de sangsues sur le cordon.

Chez un grand nombre de malades, l'inflammation débute d'une manière sourde, lente, et pour ainsi dire insidieuse. Dans ces cas on peut employer les résolutifs, par exemple l'eau blanche, l'acétate de plomb, des frictions avec de la pommade à l'iodure de potassium, à l'iodure de plomb, l'onguent napolitain, etc. On a encore conseillé les vésicatoires, les emplâtres de Vigo et de ciguë, le badigeonnage avec les solutions d'iode de Guibourt, avec l'acide nitrique ou le collodion.

Dans les inflammations subaiguës et dans la deuxième période de l'épididymite, M. Ricord emploie avec avantage les frictions faites trois fois par jour avec l'onguent mercuriel (30 grammes), et l'extrait de belladone (10 grammes). Souvent l'épididymite reste stationnaire, quels que soient les moyens employés : ce phénomène a ordinairement pour cause des troubles fonctionnels; ainsi, un des accidents fréquents de la maladie qui nous occupe, c'est la constipation. Cet accident est un de ceux dont il faut se méfier, et que nous sommes le plus à même de combattre. Dans ces cas, l'administration d'un purgatif produit quelquefois des résultats merveilleux.

Les purgatifs peuvent donc être considérés comme des moyens très-actifs à opposer à l'épididymite, mais il ne faut pas en abuser, et imiter certains praticiens qui en font une méthode générale de traitement. On ne doit les administrer que pour combattre un symptôme, qui est la constipation. Leur action directe sur l'inflammation épididymaire n'est nullement démontrée.

M. Velpeau reconnait l'utilité des purgatifs dans la période sub-aiguë de l'épididymite, mais il blâme leur emploi pendant la période aiguë. Pour nous, nous n'admettons pas que les purgatifs donnés tous les deux jours, comme le veulent M. Gosselin et un de nos savants maîtres, M. Puche, soient une méthode de traitement plus avantageuse que les autres ; mais nous pensons que toutes les fois qu'il y a constipation , quelle que soit d'ailleurs l'intensité de l'inflammation, on ne doit pas hésiter à donner un purgatif.

Avec le repos, un bon suspensoir et des purgatifs, dit M. Ricord, on peut traiter toutes les épididymites.

Je n'en dirai pas autant des vomitifs, qui ont été vantés comme moyen curatif des inflammations épididymaires : ce sont des médicaments sans action sur la maladie qui nous occupe.

Dans les épididymites subaiguës avec épanchement de sérosité dans la tunique vaginale, variété que nous avons appelée *hydro-épididymite,* on a proposé plusieurs moyens assez avantageux, parmi lesquels nous devons citer la compression de Fricke, les ponctions multiples et les vésicatoires sur le scrotum.

La compression dite de Fricke était employée en France par M. Velpeau avant que Fricke l'eût vulgarisée en Allemagne ; mais notre savant professeur l'avait abandonnée dès 1851, à cause des inconvénients qu'il lui avait reconnus. Cette compression, lorsqu'elle est bien faite, donne cependant d'excellents résultats, et soulage beaucoup les malades ; mais il faut la surveiller, car elle expose à des accidents capables d'augmenter l'inflammation. M. Velpeau a vu plusieurs fois le testicule venir s'étrangler contre le bord supérieur de la cuirasse compressive, et la gangrène du scrotum en être la conséquence.

Pour la pratique, on se sert de bandelettes de diachylon, de la largeur de 2 centimètres et d'une longueur convenable , que l'on porte aussi haut que possible au-dessus des parties tuméfiées, autour du cordon testiculaire , et qu'on abaisse obliquement en arrière et au-dessous du testicule, pour être reliées en avant, puis d'un côté à l'autre, en contournant la tumeur. On imbrique les bandelettes, et on enveloppe ainsi toute la tumeur comme dans un sac par des tours méthodiquement disposés de bandelettes nouvelles, qui compriment mollement et également les parties sous-jacentes.

Mais, avant d'appliquer cette compression, il faut commencer par isoler, par amener à soi très-doucement toute la tumeur pour l'éloigner autant que possible du canal inguinal et de la racine de la verge.

J'ai déjà parlé des ponctions multiples faites avec la lancette dans le but d'évacuer la sérosité de la tunique vaginale; M. Velpeau les a mises en usage à toutes les périodes de l'épididymite, et il dit avoir toujours abrégé la durée de l'inflammation. Nous avons été à même d'étudier ce mode de traitement sur un grand nombre de malades, et nous pensons qu'il n'est réellement bien avantageux que dans la période aiguë, lorsque la tunique vaginale est fortement distendue par la sérosité, et qu'il y a des douleurs excessivement vives, mais qu'il est moins bon que la compression de Fricke dans la forme subaiguë ou chronique de l'hydro-épididymite.

Lorsqu'il y a assez de liquide dans la tunique vaginale et que les douleurs ont complétement disparu, lorsque les symptômes inflammatoires ont cessé, et que l'épanchement n'a pas diminué sous l'influence des moyens que nous avons cités, on ne doit pas hésiter à vider la sérosité à l'aide du trois-quarts, et à faire une injection de teinture d'iode. On empêchera ainsi la formation d'une hydrocèle, et l'iode agira sur la tumeur solide comme résolutif. Ce moyen a été appliqué tout récemment par M. Velpeau à toutes les tumeurs chroniques du testicule qui s'accompagnent d'épanchement dans la tunique vaginale.

De l'orchite parenchymateuse blennorrhagique.

L'extension de l'inflammation blennorrhagique jusqu'au tissu de la glande séminale est excessivement rare et toujours consécutive à l'épididymite : cette inflammation, qui mérite seule le nom d'*orchite,* se présente sous une seule forme, la forme aiguë. Les auteurs, il est vrai, ont décrit une orchite chronique; mais il est facile de voir dans leur description que, sous ce nom, ils ont confondu une foule de maladies d'origines très-diverses. Quant à nous, nous n'avons jamais vu l'orchite blennorrhagique rester stationnaire pendant un temps suffisant pour mériter le nom de maladie chronique. Cette affection est longue à se résoudre; mais, une fois la résolution arrivée, elle continue jusqu'à la guérison complète. Les mêmes causes qui ont favorisé le développement de l'épididymite peuvent, lorsqu'elles agissent avec plus d'intensité ou sur des sujets déjà prédisposés, amener l'orchite. L'inflammation, d'abord limitée à l'épididyme, peut, dans certaines circonstances, s'étendre de proche en proche jusqu'au tissu glandulaire, et cela arrive avec d'autant plus de facilité que les malades prennent moins de soins pendant la période aiguë de l'épididymite. Il est rare cependant, à moins d'une cause traumatique ou d'excès considérables, que l'inflammation s'étende à la glande séminale, après s'être localisée pendant quelques jours dans l'épididyme. Chez la plupart des malades que nous avons observés, l'inflammation a envahi progressivement, mais d'une manière rapide, l'épididyme et le testicule. Quoi qu'il en soit, chez les malades atteints de blennorrhagie, les symptômes de l'orchite suivent de près ceux de l'épididymite. C'est à cette variété d'inflammation que doit s'appliquer, dans toute son acception, le mot orchite admis par les auteurs. La maladie que nous décrivons diffère essentiellement de l'épididymite simple par ses symptômes, sa marche, sa terminaison, et réclame aussi une médication plus active.

SYMPTÔMES. — Dans l'orchite parenchymateuse, on observe ordinairement des symptômes généraux plus ou moins graves, de la fièvre, de l'inappétence, des nausées et des vomissements. Les douleurs sont excessivement vives, lancinantes, se propagent dans les aines, le long du trajet inguinal, et jusque dans la région lombaire.

La tumeur, plus ou moins volumineuse au début, est régulièrement
arrondie, rétractée contre l'anneau inguinal externe. Toutes les enveloppes des bourses participent à l'inflammation. Le scrotum est
d'un rouge sombre violacé, lisse, tendu sur la tumeur, à laquelle il
adhère fortement dans presque toute son étendue, mais surtout en
avant, au niveau du testicule ; le moindre mouvement exaspère la
douleur, et, si l'on examine avec soin les parties qui la composent,
on reconnaît qu'il est impossible de distinguer l'épididyme du testicule. Ces deux parties forment une masse homogène, dure, élas-
tique, très-douloureuse. Si l'on cherche à reconnaître l'état du cordon, on parvient avec peine à le saisir au-dessus de la tumeur, et
l'on constate que tous ses éléments sont réunis et indurés. La den-
sité de la tumeur est plus considérable que celle de l'épididymite, et,
avec un peu d'attention, on reconnaît que la douleur la plus vive au
toucher siége en avant, au niveau du testicule. C'est le contraire
dans l'épididymite simple. Il y a quelquefois un peu d'épanchement
dans la tunique vaginale, mais beaucoup plus rarement que dans
l'épididymite proprement dite, et, lorsqu'on évacue la sérosité au
moyen d'une ponction, on la trouve rougeâtre, sanguinolente.

MARCHE, DURÉE, TERMINAISON. — La marche de cette inflammation
est beaucoup plus rapide que celle de l'épididymite. Dans l'espace
de vingt-quatre à quarante-huit heures, elle a atteint son summum
d'intensité. La durée de cette période aiguë est très-variable et en
rapport avec les moyens thérapeutiques employés. D'une manière
générale, l'orchite parenchymateuse a une durée plus longue que
l'épididymite, et se termine de quatre manières différentes :

1° *Par résolution.* La plupart des auteurs pensent que c'est la
plus commune. A notre avis, c'est là une erreur qu'il faut attribuer
à ce qu'ils ont confondu très-souvent cette maladie avec l'inflammation de l'épididyme. Nous ne craignons pas de le dire, et nous avons,
pour appuyer notre manière de voir, l'autorité incontestable de

M. Ricord : La résolution est la terminaison la plus rare. Lorsqu'elle a lieu, le testicule, dur et volumineux, reprend peu à peu sa consistance et ses dimensions normales ; mais il arrive souvent qu'après cet accident les fonctions de cet organe sont modifiées, et que les malades éjaculent pendant quelque temps du sperme rouge, phénomène qui les effraye beaucoup et qui est dû à la présence d'un peu de sang mêlé au liquide prolifique. Cet accident est difficile à expliquer ; il n'a du reste aucune gravité et disparaît progressivement de lui-même ; souvent, au lieu de revenir à son état normal, le testicule continue à diminuer de volume et finit par s'atrophier tout à fait.

2° *Par suppuration.* Cette terminaison est une des plus fréquentes. Il y a formation d'un petit abcès situé ordinairement à la partie supérieure et antérieure de la tumeur, qui s'ouvre naturellement si le chirurgien n'intervient pas. Ce petit abcès siége dans l'intérieur de la tunique albuginée ; il donne issue à du pus phlegmoneux qui n'est pas mêlé au tissu glandulaire, et dont la formation est assez rapide. Il reste une petite cicatrice adhérente au testicule, qu'on pourrait prendre dans la suite pour la trace d'un tubercule suppuré. Il est donc bon d'avoir ce fait présent à l'esprit lorsqu'on se trouve en face d'un testicule qu'on soupçonne tuberculeux. Dans un certain nombre de cas, la cicatrisation de l'abcès ne se fait pas longtemps attendre, et les choses se passent comme nous venons de le dire ; mais, dans d'autres, il reste un trajet fistuleux qui persiste pendant plusieurs semaines, donne passage à du pus d'abord bien lié, phlegmoneux, lequel, plus tard, devient séro-sanguinolent et finit, après s'être plusieurs fois fermé et ouvert, par s'oblitérer définitivement.

Lorsque la suppuration a duré longtemps, il n'est pas rare de voir le testicule conserver une dureté plus grande et s'atrophier peu à peu. D'autres fois, la substance testiculaire est tout à fait détruite par la suppuration, et il ne reste plus, après l'ouverture de l'abcès, que la coque fournie par la tunique albuginée.

Benjamin B....., maçon, âgé de 27 ans, d'un tempérament lymphatique, d'une constitution chétive, est entré, le 18 juin 1859, à l'Hôtel-Dieu, salle Saint-Jean, n° 10, pour se faire traiter d'une tumeur du testicule droit. Ce jeune homme nous raconte qu'il y a deux mois il a contracté une blennorrhagie pour la première fois. Cette affection s'est accompagnée de douleurs très-vives, d'érections fréquentes, d'un écoulement très-abondant; les symptômes, très-aigus, ont duré près d'un mois malgré l'administration du cubèbe ; puis les douleurs ont diminué; mais, quinze jours après ce commencement d'amélioration, le malade a fait des excès de boissons et a commencé à éprouver des douleurs au col de la vessie et de fréquentes envies d'uriner ; les urines, normales pendant tout le temps de l'émission, étaient sanguinolentes vers la fin. Peu de jours après, il a ressenti de la gêne le long du canal inguinal et de la pesanteur dans le testicule droit. La partie s'est tuméfiée, est devenue rouge, sensible au toucher: malgré cela le malade a continué à travailler. Au bout de quelques jours, les douleurs sont devenues trop intenses, et il est entré à l'hôpital.

Il y a deux mois que la blennorrhagie a débuté, et l'écoulement persiste ; il est peu abondant, muqueux. Le testicule est volumineux, il a la forme d'une poire, il est pendant, très-douloureux ; par la palpation, on reconnaît que l'épididyme tout entier est pris et forme une tumeur qui enveloppe toute la face postérieure et une partie du bord antérieur de la glande. Le testicule est sain ; il n'y a pas d'épanchement dans la tunique vaginale. Tous les éléments du cordon sont tuméfiés (épididymite funiculaire) ; on applique des cataplasmes. Le lendemain, l'inflammation a beaucoup augmenté ; la tumeur, est plus volumineuse, rétractée vers l'anneau inguinal ; elle est arrondie : le scrotum, qui était mobile sur la tumeur a pris des

9

adhérences avec elle. Il n'est plus possible de distinguer les éléments du testicule; tout l'organe forme une masse homogène extrêmement douloureuse. (20 sangsues sur le trajet du cordon; cataplasmes; une bouteille d'eau de Sedlitz.) On continue ce traitement jusqu'au 5 septembre; la tumeur diminue, les douleurs cessent. Le 6, le malade a du frisson, de la fièvre.

Le 10, on constate de la fluctuation en avant de la tumeur; on pratique une incision; il s'écoule une grande quantité de pus phlegmoneux mêlé à des débris de substance testiculaire.

L'abcès suppure jusqu'au 30 septembre, et on remarque à la place du testicule une coque vide, sur laquelle on trouve l'épididyme plus volumineux que d'habitude. Il ne reste plus trace de la glande; elle a été éliminée complétement par la suppuration.

Le 7 octobre, le malade est sorti guéri de son abcès; mais il ne reste plus dans le côté droit du scrotum qu'une tumeur irrégulière, dure, formée par l'épididyme et les débris de la tunique albuginée.

3° *Mortification partielle ou orchite lobulaire.* Lorsque l'inflammation se localise pour ainsi dire dans un lobule testiculaire et en détermine la mortification, il en résulte un travail éliminatoire caractérisé par l'inflammation des parties voisines et une suppuration ordinairement peu abondante, qui élimine la partie gangrenée, tantôt en masse, tantôt, et le plus souvent, peu à peu. Les testicules, aussi attaqués, sont évidemment maléficiés, mais il ne sont pas complétement perdus comme organes de la génération. Des individus ayant présenté cette sorte d'orchite ont pu se livrer encore au coït; mais le coït peut-il être fécond? C'est ce que l'observation n'a pas encore démontré.

4° *Hernie ou fungus bénin du testicule.* — Ce mode de terminaison est assez rare et diffère du précédent. Il est caractérisé par une tuméfaction circonscrite d'une partie de la glande, formant une tumeur bosselée, demi-fluctuante, sur laquelle le scrotum est lisse, très-adhérent et aminci. Peu à peu la peau qui recouvre les bosse-lures s'ulcère, et l'on voit apparaître au fond de la plaie une substance grisâtre qu'on reconnaît facilement pour la pulpe du testicule mortifié. L'ulcération s'agrandit lentement, et la substance testiculaire vient faire saillie à l'extérieur, sous forme d'un gros bourbillon complétement insensible au toucher, d'où on peut tirer des canaux séminifères. Peu à peu la partie gangrenée est éliminée, et il reste à sa place une fongosité rougeâtre qui saigne facilement et qui augmente rapidement de volume : c'est le *fungus bénin proprement dit*. Il est constitué par des bourgeons charnus très-vasculaires qui prennent un développement considérable. Quelquefois il arrive que cette tumeur se trouve étranglée à sa base par les bords de l'ulcération ; il en résulte une gêne de la circulation et des hémorrhagies souvent très-abondantes.

Ces sortes de tumeurs peuvent être facilement confondues avec des tumeurs cancéreuses ulcérées, mais les commémoratifs ont alors une très-grande valeur. Pareille erreur a été commise par Lisfranc, qui enleva le testicule, croyant à l'existence d'un sarcocèle cancéreux. Or c'est là une grande faute, car la guérison du fungus bénin est ordinairement facile à obtenir par des moyens que nous indiquerons tout à l'heure, et sans qu'il y ait fatalement perte complète de l'organe.

D'après ce qui précède, il est évident que le diagnostic de l'orchite parenchymateuse aiguë doit être facile dans la plupart des cas. Nous connaissons déjà les moyens de la distinguer de l'épididymite. En parlant de ses différents modes de terminaison, nous avons aussi indiqué les affections avec lesquelles on pourrait la confondre ; les commémoratifs suffisent ordinairement pour permettre au chirurgien de reconnaître sa véritable nature.

Pronostic. — Le pronostic de cette affection est plus grave que celui de l'épididymite. Considérée d'une manière générale, l'orchite parenchymateuse est cependant une affection qui ne compromet pas la vie des malades; mais, au point de vue des fonctions génitales, elle est grave, car, lorsqu'elle détruit une partie du testicule, elle peut devenir une cause de stérilité.

TRAITEMENT. — Cette maladie réclame une thérapeutique plus active que l'épididymite. Au début, il faut insister sur les antiphlogistiques, faire une application de 15 à 20 sangsues sur le trajet du cordon, et y revenir une seconde fois si les accidents inflammatoires n'ont pas cessé.

Dans les orchites intenses accompagnées de fièvre, on ne doit pas hésiter à pratiquer une saignée du bras. Ce moyen suffit très-souvent pour modérer l'inflammation et faire cesser les symptômes généraux.

Les ponctions multiples que nous avons indiquées dans l'épididymite sont moins utiles dans l'orchite, parce qu'il y a rarement de l'épanchement dans la tunique vaginale. On devrait cependant y avoir recours si les douleurs étaient très-vives et s'il y avait un peu de sérosité épanchée. Mais un excellent moyen, que nous avons vu mettre en pratique très-souvent par M. Ricord, c'est le débridement de la tunique albuginée. Vidal, qui le premier a proposé ce mode de traitement dans l'orchite, avait eu le tort de le trop généraliser et de l'appliquer à l'épididymite, ce qui a contribué à le déprécier. Mais, employé à propos et avec précaution dans les orchites parenchymateuses très-douloureuses, où la substance testiculaire se trouve fortement comprimée par l'albuginée, il réussit toujours et sans accident. On fait une ponction au scrotum avec une lancette étroite, et on incise la tunique albuginée dans une étendue de 1 centimètre environ, sur le bord antérieur du testicule. Ce moyen fait immédiatement cesser les douleurs et apaise l'inflammation.

Lorsque l'orchite est passée à l'état subaigu, qu'il n'existe plus que du gonflement et de la dureté de l'organe, on peut se servir des moyens préconisés dans l'épididymite, savoir : faire des frictions sur la tumeur avec la pommade à l'iodure de potassium, avec l'onguent mercuriel, la belladone, avec la teinture d'iode, l'iodure de plomb, etc. ; faire des applications d'emplâtres résolutifs de Vigo, de ciguë, ou même placer un vésicatoire volant.

Dans ces cas, on peut encore favoriser la résolution en administrant à l'intérieur l'iodure de potassium à la dose de 2 à 3 grammes par jour.

OBSERVATION.

Fongus bénin du testicule. (Observation communiquée par M. Fontan, externe des hôpitaux.)

L....... (Émile), âgé de 23 ans, homme de peine. Entré, le 20 juillet 1858, dans le service de M. le professeur Nélaton. Couché au n° 24 des salles de l'hôpital des Cliniques.

Ce malade était au service militaire lorsqu'il a été pris, il y a 16 mois, d'une blennorrhagie, et deux mois après d'une orchite droite qui s'est terminée par suppuration. On remarque sur le scrotum de ce côté une petite cicatrice déprimée. Après avoir passé cinq mois à l'hôpital militaire, il a été réformé pour cette affection. Pendant fort longtemps, sensation de pesanteur dans les bourses et persistance de la tuméfaction.

Il y a un mois, le testicule gauche devient à son tour le siége de phénomènes inflammatoires ; il présente d'abord du gonflement, puis de la douleur. Pour combattre ces accidents, le médecin consulté ordonné une application de sangsues sur le scrotum et des frictions avec l'onguent mercuriel. Mais le malade raconte qu'un abcès s'est formé et a donné lieu à une ouverture artificielle il y a quinze jours. Bientôt après, développement d'une tumeur qui, depuis neuf jours, a fait saillie à travers l'ouverture du scrotum, pour venir produire à l'extérieur une exubérance notable.

État actuel. Le testicule gauche présente un volume considérable. Cet organe forme avec l'épididyme une seule et même masse dont tous les points offrent de la dureté. Le tégument qui recouvre ces parties porte les traces évidentes de l'inflammation : il est distendu, rougeâtre, lisse, adhérent.

A la partie antérieure de cette masse testiculaire on remarque une autre tumeur qui lui est surajoutée et se continue avec elle. Cette tumeur est dépourvue de téguments ; elle est dure, résistante, douloureuse à la pression ; elle se présente sous l'aspect d'une sorte de champignon bourgeonné, hémisphérique, et forme au dehors une saillie de 1 centimètre environ. Les téguments ulcérés entourent sa base ou son pédicule au moyen d'un véritable cercle constricteur.

Traitement. M. Nélaton ne juge pas à propos de recourir à un traitement chirurgical ; il ordonne des applications astringentes : alun, poudre de lycopode, etc.

Nous avons observé un cas tout à fait semblable dans le service de M. Ricord ; c'était sur un jeune homme de 27 ans, qui, à la suite d'une blennorrhagie, a été pris d'épididymite intense, puis d'orchite. L'inflammation a été très-vive : il est survenu un abcès intra-testiculaire qui a été ouvert. A la suite de cette petite opération, il y a eu hernie de la substance testiculaire et formation d'un fongus, dont on trouvera un dessin à la fin de ce travail. Chez ce malade, le fongus a été excisé par M. Ricord cinq jours après l'ouverture de l'abcès. La plaie a été ensuite cautérisée et la cicatrisation obtenue très-rapidement. On trouvera du reste quelques détails relatifs à ce fait dans la description de la planche II.

DEUXIÈME PARTIE.

INFLAMMATIONS NON BLENNORRHAGIQUES DU TESTICULE.

Les causes qui peuvent déterminer l'inflammation du testicule ou de ses annexes, sans qu'il y ait de blennorrhagie chez le malade, sont tellement nombreuses que les auteurs ont divisé les orchites non blennorrhagiques en trois espèces :

La première espèce, qui a son point de départ dans les maladies de la vessie et de l'urèthre.

La deuxième, qui a sa source dans les violences extérieures.

La troisième, qui est engendrée par les affections virulentes ou un état constitutionnel de l'individu.

Nous allons étudier isolément ces trois espèces, afin de mieux montrer ce que la maladie offre de particulier.

ORCHITES URÉTHRALES.

De même que nous avons vu l'inflammation blennorrhagique se propager de proche en proche par le canal éjaculateur et le conduit déférent et s'arrêter dans l'épididyme ; de même, dans l'immense majorité des cas, les uréthrites, quelle que soit la cause qui les détermine, arrivent à l'épididyme par voie d'extension et y restent limitées. Très-rarement l'inflammation franchit les limites de cet organe et arrive au tissu glandulaire. On pourrait même ajouter, sans trop de présomption, que l'orchite uréthrale simple est relativement plus rare que l'orchite blennorrhagique.

Dans la variété qui nous occupe, on trouve toujours le canal déférent plus ou moins engorgé ; quelquefois tous les éléments du cordon sont tuméfiés. On constate aussi, mais plus rarement, l'épanchement dans la tunique vaginale, et, lorsqu'il existe, il est toujours très-peu abondant. Cette particularité trouve son explication dans les raisons que nous avons données à propos de l'hydrocèle dans l'épididymite blennorrhagique. Nous savons, en effet, que l'exhalation de sérosité est un épiphénomène qui se produit dans la tunique vaginale, comme dans toute membrane séreuse lorsqu'il y a obstacle à la circulation veineuse ; mais il faut que cet obstacle persiste assez longtemps pour que l'exhalation puisse s'opérer : or nous verrons que, dans l'épididymite uréthrale simple, les symptômes d'inflammation et le gonflement sont de trop courte durée pour que ce phénomène ait lieu.

Les phénomènes inflammatoires de cette affection n'offrent plus la même régularité, la même uniformité et la même marche que dans les épididymites blennorrhagiques : le gonflement apparaît rapidement et est tout à coup porté à son summum, mais il est rarement aussi considérable que dans les autres inflammations ; la rougeur des téguments manque presque toujours, à moins que le testicule ne se prenne. La douleur se fait d'abord sentir sur le trajet du canal déférent, quelquefois cependant elle semble se manifester tout d'abord du côté des bourses, mais alors on trouve déjà le testicule ou l'épididyme tuméfié.

Il n'y a presque pas d'intervalle entre les premières douleurs et l'engorgement épididymaire.

La marche et la durée de cette affection sont très-variables, et subordonnées à l'influence de la cause déterminante. Dès que cette cause est enlevée, l'inflammation cesse ; quelquefois même tous les symptômes disparaissent complétement : cependant les récidives sont très-fréquentes et deviennent, dans beaucoup de cas, un obstacle au traitement des maladies de l'urèthre et de la vessie. Au nombre des causes les plus connues de cette inflammation il faut placer en première ligne l'introduction et le séjour dans l'urèthre de corps étrangers, d'une bougie, d'une sonde, d'un instrument de lithotritie, la présence d'un calcul dans l'urèthre, d'un rétrécissement, d'une inflammation de la prostate; les opérations que l'on pratique sur ce canal pour la cure des rétrécissements, etc.; toutes les causes, en un mot, qui irritent ou enflamment la muqueuse uréthrale dans la région prostatique peuvent amener l'épididymite.

Orchites uréthrales sympathiques. — Les affections ulcéreuses, cancéreuses, tuberculeuses et les inflammations chroniques du col de la vessie, de la prostate ou de la portion prostatique de l'urèthre, donnent quelquefois lieu à des engorgements inflammatoires du testicule. Ordinairement le tissu glandulaire et l'épididyme sont pris simultanément, mais le canal déférent reste sain; c'est pourquoi nous leur avons donné le nom d'orchites sympathiques. Cette inflammation est plus rare que les précédentes; elle se développe lentement, presque sans douleurs, et pour ainsi dire à l'insu des malades. La tumeur est plus volumineuse que dans les orchites simples ou blennorrhagiques; elle a une grande tendance à passer à l'état chronique : si on parvient à la faire disparaître, elle est très-sujette à récidiver.

Cette orchite est plus grave que les précédentes; car, étant sous la dépendance d'une affection chronique, elle a une grande tendance à passer elle-même à l'état chronique et peut se terminer par toutes sortes de dégénérescences. Elle ne réclame pas de traitement spécial : les antiphlogistiques, les résolutifs, suffisent en général pour apaiser l'état aigu. Si la maladie passe à l'état chronique, on donnera l'iodure de potassium à l'intérieur; mais alors la médication aura peu d'action, car, dans ces cas, le testicule ou l'épididyme subit la dégénérescence tuberculeuse ou cancéreuse. Il faudra en même temps tenir compte de l'affection qui a été le point de départ des accidents et diriger contre elle les moyens appropriés.

On le voit donc, bien qu'elles aient leur point de départ dans l'urèthre ou dans la vessie, comme les orchites blennorhagiques, ces diverses tumeurs du testicule n'en forment pas moins une classe tout à fait à part qu'il faudrait bien se garder de confondre avec la première; elles sont ordinairement moins graves et se terminent par résolution. Les abcès du scrotum dont elles s'accompagnent guérissent très-rapidement. Nous avons cependant observé des cas d'épididymites suppurées chez des malades auxquels on était obligé de laisser des sondes à demeure, malgré l'engorgement du testicule.

Traitement. Quoi qu'il en soit, le traitement qu'elles réclament est moins actif que celui des inflammations blennorrhagiques; et comme on a rarement besoin d'avoir recours aux antiphlogistiques, la saignée est toujours inutile, et les sangsues ne doivent être appliquées que dans le cas où il existe des symptômes locaux inflammatoires bien tranchés. Il suffit ordinairement de cesser les manœuvres, de supprimer les sondes ou les bougies, dès qu'on voit survenir des accidents du côté du testicule, pour voir cesser les symptômes. Si, malgré ces précautions, la tumeur augmente, on peut avoir recours au début aux moyens répercussifs : on appliquera des compresses d'eau froide pure ou mêlée à des liquides résolutifs; on prescrira un bain prolongé, des topiques astringents; dans certains cas, un purgatif sera utile s'il y a embarras des voies digestives. Enfin, lorsque l'état aigu a disparu et qu'il ne reste plus qu'un engorgement de l'épididyme ou du testicule sans douleurs, on fera faire des frictions avec l'onguent mercuriel belladoné, la pommade à l'iodure de potassium, à l'iodure de mercure; on appliquera des emplâtres de Vigo, de savon ou de ciguë. S'il se forme des abcès, on les ouvrira de bonne heure, en ayant soin de pratiquer de très-petites ouvertures afin d'éviter la hernie de la substance testiculaire. Dans les orchites de nature tuberculeuse ou chronique, on insistera sur les moyens précédents et sur les médications internes.

ORCHITES TRAUMATIQUES.

A la suite d'un coup, d'une chute, d'un froissement, d'une lésion traumatique ou d'une violence extérieure qui a produit son action sur les bourses, on voit souvent se développer une tumeur inflammatoire, une véritable orchite. Cette orchite, que nous appellerons traumatique, diffère des précédentes en ce qu'elle intéresse presque toujours la glande seulement, que le canal déférent et l'épididyme restent presque toujours intacts. Il est du reste aisé de comprendre pourquoi les épididymites traumatiques sont excessivement rares : l'épididyme à l'état naturel étant très-peu développé et se trouvant, par sa situation en arrière du testicule, peu exposé à l'action des agents extérieurs ; le testicule au contraire est très-facilement accessible à ces mêmes agents.

Les orchites traumatiques ont ceci de particulier qu'elles sont toujours accompagnées d'une ecchymose plus ou moins considérable, quelquefois d'épanchement sanguin dans la vaginale ; qu'elles deviennent bientôt des tumeurs plus volumineuses, plus arrondies, quelquefois bosselées et inégales ; qu'elles sont accompagnées de symptômes inflammatoires très-intenses des enveloppes scrotales, et qu'elles se terminent fréquemment par suppuration.

Cette variété d'orchite suit parfois une marche subaiguë et donne lieu à ces tumeurs plus ou moins volumineuses qui conservent la forme du testicule, augmentent lentement, presque sans douleur et pour ainsi dire à l'insu du malade, et que l'on confond plus tard avec des affections de nature très-diverse. C'est à cette variété de tumeur qu'il conviendrait, suivant nous, de donner le nom d'orchite chronique.

On observe rarement un épanchement de sérosité dans la tunique vaginale au début de l'orchite traumatique ; mais à une certaine période, lorsque la tumeur est assez volumineuse pour gêner la circulation, on voit survenir une hydrocèle qui persiste aussi longtemps que l'engorgement testiculaire.

Le traitement qui convient le mieux dans cette variété d'orchite est le traitement antiphlogistique et les émollients. On insistera surtout sur les applications de sangsues sur le cordon ; on devra même ne pas hésiter à faire une saignée générale s'il y a une réaction un peu vive et si l'état général du sujet le permet.

Les moyens répercussifs, tels que les compresses d'eau froide souvent renouvelées sur les bourses, peuvent dans quelques circonstances faire avorter l'inflammation ; enfin, s'il y a formation d'abcès, il faudra les ouvrir de bonne heure et envelopper les bourses avec des topiques émollients.

M. Velpeau a décrit une autre variété d'inflammation du testicule, qui tient pour ainsi dire le milieu entre les orchites uréthrales et les orchites traumatiques : c'est celle qui survient à la suite d'un effort musculaire. Cette cause d'orchite est assez rare, et a même été souvent mise en doute par les auteurs qui se sont occupés du sujet.

Il résulte cependant des recherches anatomiques faites par M. Velpeau que, chez certains individus, on trouve un faisceau musculeux émané du muscle droit et se portant vers l'épine iliaque supérieure, en passant au-dessus du cordon inguinal, qui peut, dans certaines contractions, comprimer le canal déférent et le cordon contre le bord supérieur de l'anneau du grand oblique. Il en résulte une inflammation du canal déférent qui se propage à l'épididyme, et engendre ainsi une tumeur tout à fait analogue, par ses lésions anatomiques, aux épididymites symptomatiques d'une affection de l'urèthre, et qui se rapproche des orchites traumatiques par la nature de sa cause efficace.

Le traitement de ces inflammations épididymaires ne diffère nullement de celui que nous avons indiqué pour l'épididymite uréthrale. On devra surtout insister sur le repos et les moyens locaux.

TROISIÈME PARTIE.

INFLAMMATIONS DU TESTICULE SOUS L'INFLUENCE D'UNE CAUSE GÉNÉRALE.

Toutes les tumeurs que nous aurons à décrire dans ce chapitre ont pour siége le tissu de la glande spermatique, et méritent par conséquent de porter le nom de *didymites* ou *orchites parenchymateuses*.

On voit souvent les testicules devenir volumineux et s'enflammer, en dehors de toute lésion des organes génito-urinaires, sans qu'on puisse rattacher ce phénomène à une autre cause qu'à un virus ou à un agent spécifique introduit dans l'économie, dépendant d'une maladie générale. Ces orchites ont une importance très-secondaire au point de vue pratique, parce qu'elles ne sont qu'un symptôme peu grave d'une affection sérieuse. On les observe souvent dans les épidémies d'oreillons, la fièvre typhoïde, l'infection purulente, le rhumatisme, la variole, les maladies des articulations, les affections des os, etc. Mais de toutes ces variétés il n'y a guère que l'orchite parotidienne et l'orchite varioleuse qui soient fréquentes et intéressantes à connaître.

ORCHITE PAROTIDIENNE.

On lui a donné tour à tour le nom d'orchite épidémique, d'orchite métastatique; mais nous lui conserverons celui de *parotidienne,* qui lui a été accordé par M. Velpeau. Cette maladie est très-commune chez les enfants affectés d'oreillons, et se développe très-rapidement au moment ou l'engorgement de la parotide commence à diminuer; c'est ce qui a fait dire à quelques auteurs qu'il y avait métastase. Et en effet, dans beaucoup de cas, il est difficile d'expliquer autrement l'apparition et la disparition brusque de cette maladie.

Au fur et à mesure que l'engorgement de la région parotidienne se résout, l'un des testicules ou les deux à la fois se tuméfient et s'indurent.

Il n'y a pas de rapport constant entre le siége de l'oreillon et celui de l'engorgement consécutif des testicules; aussi on ne voit pas, comme on l'a avancé, que la métastase s'opère toujours sur le testicule correspondant à la région parotidienne malade. Dans quelques faits que nous avons observés, il n'y a jamais eu non plus, à proprement parlèr, cessation brusque de l'oreillon, mais seulement diminution graduelle et rapide. A peine la résolution commence-t-elle dans la région parotidienne que l'on voit déjà l'un des testicules s'engorger. En un ou deux jours cet organe devient double ou triple de son volume normal.

La peau du scrotum conserve ordinairement sa couleur, sa mobilité et son épaisseur normales ; quelquefois il y a un peu d'œdème, le testicule est plus lourd, plus résistant que de coutume, mais il est loin d'offrir la résistance, la dureté et la sensibilité que nous avons notées dans les orchites franchement inflammatoires : ici les malades n'accusent que fort peu de douleur à la pression.

Contrairement à ce que nous avons dit dans l'orchite blennorrhagique, l'épididyme et le canal déférent sont intacts ; le corps seul du testicule est affecté ; rarement il y a de l'épanchement dans la tunique vaginale. Le gonflement semble produit par une infiltration séreuse qui se ferait dans l'intérieur de la tunique albuginée; mais on comprend difficilement comment cette membrane peut se laisser distendre aussi rapidement sans qu'on observe ces douleurs vives qui caractérisent l'orchite parenchymateuse.

Cette variété d'orchite a une durée très-courte et est susceptible des mêmes terminaisons que l'oreillon. Au bout de quatre à cinq jours, si elle était limitée à un seul côté, on voit souvent l'inflammation passer du côté opposé et abandonner le premier; ou bien le gonflement du testicule disparaît, et la région parotidienne s'engorge de nouveau, puis la maladie se reporte encore sur le testicule, et ainsi de suite plusieurs fois de l'un à l'autre.

On a prétendu que le froid avait une certaine influence sur ces phénomènes de métastase : mais il n'y a rien de prouvé à cet égard. L'orchite se développe quelquefois d'une manière épidémique chez les sujets affectés d'oreillons, lorsque cette dernière maladie affecte elle-même la forme épidémique : il est probable que la même cause qui agit sur la parotide agit également sur le testicule.

La terminaison de l'orchite parotidienne est toujours heureuse ; la plus connue est la résolution complète en quatre à cinq jours ; rarement l'inflammation acquiert un peu d'intensité : jamais elle ne se termine par suppuration.

Les moyens les plus simples suffisent pour obtenir la guérison : les compresses imbibées d'eau de sureau ou d'eau blanche, les cataplasmes émollients appliqués sur la tumeur, sont les seuls agents auxquels il faille avoir recours.

ORCHITE VARIOLEUSE (VAGINALITE VARIOLEUSE).

Déjà, en 1839, M. le professeur Velpeau, à l'article *Orchite* du Dictionnaire en 30 volumes, avait signalé l'influence de la variole sur les organes génitaux de l'homme.

En 1847, M. Gosselin émit de nouveau cette opinion et consacra quelques lignes à ce sujet dans ses annotations au livre de Curling sur les affections du testicule. Mais l'histoire de l'orchite varioleuse n'était pas même encore ébauchée lorsque M. Béraud publia, en 1859, un mémoire auquel nous emprunterons en grande partie ce qui va suivre.

M. Béraud admet deux variétés d'orchite varioleuse : l'une, la plus fréquente, qu'il appelle *orchite périphérique,* et qui est anatomiquement caractérisée par des lésions de la tunique vaginale et de l'épididyme; l'autre, très-rare, qui a pour siége le tissu glandulaire, et qu'il nomme *orchite varioleuse parenchymateuse.*

Lorsqu'on lit attentivement les observations rapportées par M. Béraud, on est frappé de la fréquence et de l'uniformité des lésions du côté de la séreuse testiculaire; d'un autre côté, chez les varioleux, on trouve à peine quelques exemples d'inflammations bien manifestes du tissu glandulaire. Cette inflammation de la tunique vaginale, que nous avons toujours considérée jusqu'à présent comme un phénomène secondaire dans les inflammations de l'appareil testiculaire, semble ici devenir le symptôme initial, véritablement important, et qui seul mérite une attention toute particulière.

Nous nous conformerons à la règle que nous avons suivie jusqu'ici dans l'exposé des inflammations du testicule.

Nous donnerons donc à cette affection le nom de *vaginalite varioleuse,* qui nous paraît plus en rapport avec le siége des lésions pathologiques.

Cette affection est caractérisée anatomiquement par une injection plus ou moins marquée, disposée sous forme de réseau, d'arborisation sur la membrane séreuse, ordinairement sur le feuillet pariétal, rarement sur la partie viscérale; particularité importante à noter, car, dans les vaginalites consécutives traumatiques ou blennorrhagiques, on trouve les lésions les plus marquées sur la partie de la séreuse qui enveloppe le testicule et l'épididyme. La membrane perd son poli, devient épaisse et se couvre bientôt de fausses membranes; quelquefois le tissu cellulaire sous-séreux s'infiltre, et la membrane prend un aspect boursouflé, que M. Béraud a comparé au *chémosis* de la conjonctive oculaire.

Dans l'intérieur de la tunique vaginale on trouve une quantité variable de sérosité citrine, sanguinolente, ordinairement transparente, dans laquelle nagent des flocons albumineux et des fausses membranes d'un volume plus ou moins considérable, et dont l'épaisseur et la coloration jaunâtre rappellent la fausse membrane des pustules varioliques. Dans un certain nombre de cas, M. Béraud a trouvé un dépôt de matière plastique jaunâtre autour de la queue de l'épididyme, et siégeant dans le tissu péri-épididymaire : dans ces cas, il n'y avait pas altération du canal déférent. L'auteur cherche à expliquer la présence de ce produit pathologique par des dispositions anatomiques particulières, telles qu'un prolongement de la tunique vaginale ou une bourse séreuse péri-épididymaire, etc., qui se serait enflammée isolément. Mais il nous semble plus probable que cet épanchement doit se faire dans ce point par le même mécanisme que l'œdème sous-séreux qui se remarque sur les autres parties du corps : on sait, en effet, que ce tissu péri-épididymaire est très-peu serré et susceptible de s'enflammer très-facilement. N'est-il pas rationnel d'admettre que, dans ces cas particuliers, l'inflammation a franchi les limites de la séreuse et s'est étendue au tissu cellulaire sous-jacent? Quoi qu'il en soit, on ne trouve pas le tissu propre de l'épididyme altéré, et la lésion que nous décrivons ne doit pas être rattachée à une inflammation de cet organe : il n'y a pas épididymite varioleuse. Dans la vaginalite qui nous occupe, on ne trouve jamais de traces d'inflammation du côté du testicule ; cet organe est, au contraire, plus pâle et moins vasculaire. Cette absence de lésion a été expliquée par M. Gendrin par l'absence de tissu cellulaire entre la séreuse et le testicule, et par la résistance que la tunique fibreuse albuginée offre à la propagation de l'inflammation.

Telles sont les lésions importantes de la vaginalite varioleuse. Il nous reste à parler de celles qu'on trouve dans l'orchite qui se développe sous la même influence : mais ici les détails nous manquent pour ainsi dire. Les autopsies sont si rares et les lésions qui ont été signalées si variables, qu'il est encore bien difficile de dire quelque chose de positif. En présence de ces faits, on pourrait même se demander si l'orchite varioleuse parenchymateuse existe réellement, si la vaginalite n'est pas la seule forme d'inflammation de l'appareil testiculaire qui soit réellement sous la dépendance de la variole.

L'orchite varioleuse a pourtant été admise par M. Gosselin, et M. Béraud, de son côté, dit l'avoir observée une fois. Ces deux auteurs ont trouvé le testicule un peu augmenté intérieurement par une matière plastique jaune, disséminée sous forme de petits dépôts granuleux, très-nombreux, adhérents au tissu propre, qui, lui aussi, est plus injecté. Dans les deux cas qui ont été rapportés, il y avait en même temps vaginalite.

Comme nous venons de le voir, l'inflammation testiculaire qui survient sous l'influence de la variole a une forme spéciale et des lésions qui lui sont particulières ; mais quelle est la cause qui préside à son développement ? Est-ce la même influence épidémique qui a produit la variole ? est-ce le virus variolique ? Nous l'ignorons complétement ; mais nous constatons ce fait, c'est que chez les sujets atteints de variole, on observe fréquemment une vaginalite spéciale, qui doit être considérée comme un accident de la variole, accident d'une importance très-secondaire et qui ne réclame aucun traitement propre. On peut dire, en outre, que c'est un accident très-souvent négligé et qui passe inaperçu.

La vaginalite varioleuse est ordinairement bilatérale ; cependant les cas où elle est unilatérale ne sont pas rares, et alors elle occupe plus fréquemment le côté gauche. Elle débute en même temps que l'éruption cutanée, et atteint son plus haut degré d'intensité à l'époque de la suppuration des pustules.

Les symptômes de cette affection ont été très-peu étudiés sur le vivant : la tuméfaction des bourses est le phénomène le plus évident, encore ce signe est-il plus manifeste quand l'inflammation n'occupe qu'un seul côté. Cette tuméfaction n'est jamais considérable ; jamais le liquide épanché n'existe en assez grande quantité pour doubler ou tripler le volume de la région ; il n'y a pas de rougeur du scrotum, si ce n'est autour des pustules varioliques ; les enveloppes du testicule conservent leur souplesse et leur mobilité, quelquefois il y a de l'œdème. La chaleur du scrotum n'a aucun rapport avec l'inflammation de la séreuse. On observe une douleur très-vive non-seule-

ment quand on touche le scrotum, mais encore d'une manière
spontanée. Ainsi, de temps à autre, le malade accuse des douleurs
pongitives très-aiguës, qui se prolongent ; c'est un symptôme que
M. Béraud a pu constater sur un malade qu'il a examiné à l'hôpital
Beaujon, dans le service de M. Béhier. Le même chirurgien a encore noté une sensation de frottement, très-facile à percevoir, en
pressant le testicule entre les doigts et en le faisant glisser comme
un noyau ; les deux parois opposées de la tunique vaginale frottent
l'une sur l'autre, et il y a production d'un bruit qui se fait sentir
sous les doigts.

La fluctuation est un phénomène de la période d'état de la vaginalite ; elle est rare au début, et disparait vers la fin de l'inflammation. Lorsqu'il y a une fausse membrane, on peut la trouver quelquefois à la partie la plus déclive, en ayant soin d'y accumuler la
sérosité par une pression méthodique. Enfin, sur quelques malades,
on peut trouver de la transparence lorsqu'il n'y a pas trop d'œdème
du scrotum. Chez un petit nombre de sujets, il y a un peu d'engorgement de la queue de l'épididyme, dû à l'inflammation du tissu cellulaire péri-épididymaire.

Le pronostic de cette maladie n'est pas grave ; elle se termine
par résolution ; on ne connaît pas d'exemple où elle se soit terminée
par suppuration ou par gangrène. Sa durée est celle de la variole,
dont elle suit toutes les phases.

Il n'est pas nécessaire d'employer un traitement actif contre la
vaginalite varioleuse ; l'expérience prouve assez qu'elle peut guérir
sans médication aucune, puisqu'elle a passé souvent inconnue.
Dans un cas, M. Béhier a appliqué un emplâtre de Vigo *cum mer-
curio ;* ce moyen est réellement le seul qu'on doive mettre en usage.
Il a l'avantage d'empêcher le développement des pustules varioliques sur le scrotum et d'agir sur la maladie comme résolutif.

EXPLICATION DES PLANCHES.

Les deux planches que nous donnons à la suite de ce travail sont dues à l'habile pinceau de M. Léveillé ; elles ont été gravées avec soin, sur acier, sous la direction de M. Méquignon. Ces deux planches paraîtront très-prochainement dans l'*Iconographie des maladies syphilitiques*, par MM. les Drs Debout, rédacteur en chef du *Bulletin de thérapeutique*, et Hardy, interne de l'hôpital des Vénériens, publiée par M. Méquignon.

Planche Ire.

Épididymite blennorrhagique.

Cette figure, dessinée d'après nature, est destinée à montrer la forme type de la tumeur formée par l'inflammation de l'épididymite consécutive à l'uréthrite blennorrhagique. On remarque : 1° que cette tumeur est ovoïde, à grosse extrémité inférieure ; 2° qu'elle offre un pédicule au-dessous de l'anneau inguinal externe ; 3° que le scrotum n'est pas œdématié et qu'il n'a subi aucune modification ; 4° qu'il a conservé son aspect plissé et sa mobilité sur la tumeur.

Cette forme contraste avec celle de l'orchite proprement dite, dont nous donnons un exemple dans la planche II, figure 1re.

Planche II.

Fig. 1re. — *Orchite blennorrhagique.*

Cette figure a été dessinée, dans le service de M. Ricord, sur un malade de 28 ans, couché dans la salle n° 3.

Elle représente une orchite blennorrhagique type consécutive à l'épididymite. Nous avons rapporté cet exemple pour compléter l'histoire que nous avons donnée de la forme de l'orchite blennorrhagique.

La tumeur est arrondie, rétractée ; vers l'anneau inguinal externe, rouge, lisse, très-dure ; le scrotum est adhérent au testicule.

Chez ce sujet, l'inflammation s'est terminée par suppuration. Sur la même planche, figure 2, nous avons représenté une autre terminaison de l'orchite, le fongus bénin du testicule.

FIG. 2. — *Fongus bénin suite d'orchite blennorrhagique.*

Le malade qui a servi de sujet à cette figure était âgé de 27 ans. Depuis six semaines, il avait une blennorrhagie. L'écoulement était presque supprimé, lorsqu'à
la suite d'excès de boisson, il éprouve les symptômes d'une épididymite intense ;
deux jours après, il est pris d'orchite tellement douloureuse qu'on est obligé de
débrider la tunique albuginée. Les douleurs cessent, mais la désorganisation du
testicule est inévitable ; il se forme un abcès qu'on incise, et, après l'évacuation
du pus, on constate l'existence du fongus, dont voici le spécimen. Cette planche
fait suite à l'observation que nous avons donnée dans le texte.

On voit sur la face antérieure du testicule une grosse végétation grisâtre, formée par le tissu glandulaire mortifié.

Cette fongosité, représentée de profil, figure 3, a environ 1 centimètre de
saillie au-dessus des téguments. Tout autour, on voit les bords de l'ulcération, qui
sont rouges, enflammés, et qui compriment médiocrement le pédicule de la
tumeur ; au-dessus du fongus, on remarque une autre petite ulcération : c'est
le point qui correspond à la ponction faite par M. Ricord pour débrider l'albuginée.